甲状腺疾病进阶

Advances in Thyroid Diseases

金 山 著

辽宁科学技术出版社
·沈阳·

图书在版编目（CIP）数据

甲状腺疾病进阶 / 金山著 . —沈阳：辽宁科学技术出版社，2021.1
ISBN 978-7-5591-1941-4

Ⅰ.①甲… Ⅱ.①金… Ⅲ.①甲状腺疾病—诊疗 Ⅳ.①R581

中国版本图书馆CIP数据核字（2020）第257333号

出版发行：辽宁科学技术出版社
　　　　　（地址：沈阳市和平区十一纬路25号　邮编：110003）
印 刷 者：辽宁新华印务有限公司
经 销 者：各地新华书店
幅面尺寸：170 mm × 240 mm
印　　张：11.5
字　　数：200千字
出版时间：2021年1月第1版
印刷时间：2021年1月第1次印刷
责任编辑：唐丽萍
封面设计：金　山
版式设计：顾晓娜
责任校对：李　霞

书　　号：ISBN 978-7-5591-1941-4
定　　价：138.00元

编辑电话：024-23284363　13386835051
E-mail: 1601145900@qq.com
邮购热线：024-23284502
http://www.lnkj.com.cn

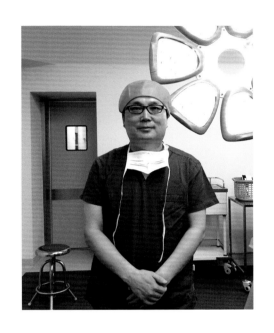

金山，蒙古族，医学博士，主任医师，硕士研究生导师。

内蒙古医科大学附属医院甲状腺外科主任，内蒙古自治区"草原英才"工程甲状腺癌规范化诊疗团队带头人，日本医科大学附属医院内分泌外科客座研究员。日本 KUMA 医院、日本癌研有明医院、日本医科大学附属医院访问学者。现任中华医学会外科学分会青年委员，中华医学会外科学分会甲状腺及代谢外科学组全国委员，中国研究型医院学会、中国医师协会、中国抗癌协会等多个学术团体甲状腺、甲状旁腺相关学组委员。主持国家自然科学基金、内蒙古自治区青年科技英才计划、内蒙古自然科学基金等科研课题共 10 项。荣获内蒙古自治区青年科技奖、内蒙古自治区自然科学三等奖、科技进步二等奖各 1 项。第一作者和通讯作者共发表论文40 余篇，SCI 收录 15 篇。主编（译）著作 3 部，参编（译）著作5 部。

序

今日应出版社要求完成序言，提笔不知如何开始。虽然新型冠状病毒性肺炎肆虐全球，气氛异常紧张，但窗外阳光明媚，柳树上几只麻雀叽叽喳喳，十分欢乐，似乎预示着未来可期，生命再次光芒绽放。之前出版过一些书籍，但多数为合著，此书为我个人首次独著完成，颇有一夫当关、独当一面之势。虽然才疏学浅、笨嘴拙舌，但该书的出版与我生命中相遇的数位恩师的栽培息息相关。回想个人学习、工作经历，历历在目。我的硕士研究生导师、吉林大学（原白求恩医科大学）第二医院韩喜春教授带我走进外科学的殿堂；博士研究生导师、中国医科大学盛京医院戴朝六教授使我更上一层楼。日本癌研有明医院及日本医科大学附属医院 Sugitani Iwao 教授使我改弦易辙，重新认识甲状腺疾病；日本 KUMA 医院 Miyauchi Akira 院长教诲我温故知新，俯瞰甲状腺疾病学科。有了他们的栽培和指导，我才信心十足，独著完成此书。同时感谢日本 KUMA 医院病理诊断科 Hirokawa Mitsuyoshi 先生和日本医科大学附属医院病理诊断科 Kure Shoko 先生，从零教会我熟知甲状腺组织病理学。

此书由近 20 万字、110 余幅图、16 张表格组成，通俗易懂、图文并茂、重点突出，首先介绍了甲状腺疾病诊断的基础知识、甲状腺血液学检查解读、超声检查的作用、细针穿刺细胞学诊断的意义等；之后根据疾病首发表现进行分类，从多发病到少见病，分别进行详细叙述；最后对甲状腺手术并发症预防和处理以及当前甲状腺癌诊治热点问题进行了讨论。随着甲状腺结节、慢性甲状腺炎、甲状腺癌等疾病发病率的增加，甲状腺疾病诊疗相关医务人员增多，但是从内科医生到外科医生、超声医生到病理科医生，医院人员水平参差不齐。如果此书能给甲状腺专业相关医生、临床检查科医生以及临床专业学生带来寥寥益处，将是我的荣幸。由于时间和水平有限，如有不当和失误之处，敬请各位批评指正。

在此书出版之际，对于辽宁科学技术出版社的支持和帮助，深表谢意。也对该书出版给予支持和关注的同人、朋友一并感谢。此书撰稿之际，一直居住在东京都文京区根津花园旁，气候宜人、鸟语花香，让我忘却疫情的烦恼、深稽博考，完成了书稿。

金　山

2020 年 6 月于东京

目 录

缩略词

缩写	英文	中文
AST	aspartate aminotransferase	谷草转氨酶
ALT	alanine aminotransferase	谷丙转氨酶
γ-GTP	γ-glutamyl transpeptidase	γ-谷氨酰转肽酶
ALP	alkaline phosphatase	碱性磷酸酶
CK	creatine kinase	肌酸激酶
TTT	thyme brain turbidity test	麝香草脑混浊度试验
ZTT	zinc sulfate turbidity test	硫酸锌浊度试验
T_4	thyroxine	甲状腺素
T_3	triiodothyronine	三碘甲状腺原氨酸
FT_4	free thyroxine	游离甲状腺腺素
FT_3	free triiodothyronine	游离三碘甲状腺原氨酸
TSH	thyroid stimulating hormone	促甲状腺激素
TBG	thyroxine binding globulin	甲状腺素结合球蛋白
TTR	transthyretin	转甲状腺素蛋白
Tg-Ab	thyroglobulin antibody	甲状腺球蛋白抗体
TPO-Ab	thyroid peroxidase antibody	甲状腺过氧化物酶抗体
TR-Ab	thyrotropin receptor antibody	促甲状腺激素受体抗体
TS-Ab	thyroid stimulating antibody	甲状腺刺激型抗体
TSB-Ab	thyroid stimulation blocking antibody	甲状腺刺激阻断型抗体
NIS-Ab	Na^+/I^- symporter antibody	钠碘同向运输蛋白
Tg	thyroglobulin	甲状腺球蛋白
Ct	calcitonin	降钙素
CEA	carcinoembryonic antigen	癌胚抗原
sIL-2R	soluble interleukin 2 receptor	可溶性白介素-2受体

缩写	英文	中文
FNA	fine needle aspiration	细针穿刺抽吸活检
SITSH	syndrome of inappropriate secretion of TSH	促甲状腺激素不适当分泌综合征
NTIS	non-thyroidal illness syndrome	非甲状腺疾病综合征
TI-RADS	thyroid imaging reporting and data system for ultrasonography	甲状腺超声影像报告和数据系统
CT	computed tomography	计算机断层扫描
MRI	magnetic resonance imaging	磁共振成像
FDG-PET	fluorodeoxyglucose positron emission tomography	氟脱氧葡萄糖正电子发射断层成像术
CNB	core needle biopsy	粗针组织学活检
MMI	methimazole	甲巯咪唑
PTU	propylthiouracil	丙硫氧嘧啶
L-T$_3$	levotriiodothyronine	左旋三碘甲状腺原氨酸
L-T$_4$	levothyroxine	左甲状腺素
G-CSF	granulocyte colony stimulating factor	粒细胞集落刺激因子
PEI	percutaneous ethanol injection ablation	经皮乙醇注射消融
TRH	thyrotropin releasing hormone	促甲状腺激素释放激素
ACTH	adrenocorticotropic hormone	肾上腺皮质激素
MEN 2A	multiple endocrine adenoma 2A	多发性内分泌腺瘤病 2A
MEN 2B	multiple endocrine adenoma 2B	多发性内分泌腺瘤病 2B
MIBG	metaiodobenzylguanidine	间碘苄胍
LDH	lactate dehydrogenase	乳酸脱氢酶
IL-6	interleukin-6	白细胞介素 -6
TNF-α	tumor necrosis factor- alpha	肿瘤坏死因子 -α
IONM	intraoperative nerve monitoring	术中神经监测技术

第一章

绪论

一、甲状腺疾病诊断流程

甲状腺疾病发病率逐年上升，尤其以甲状腺结节、慢性甲状腺炎、甲状腺恶性肿瘤为显著。2019 年报告的全球癌症数据显示，全球年龄标化的甲状腺癌发病率（2017 年）为男性 1.9 例 /10 万、女性 4.3 例 /10 万，与 1990 年数据相比，增长了约 20%。美国甲状腺癌发病率每年增长约 3.6%，韩国每年增长约 24.2%。2019 年报告的中国癌症数据显示，甲状腺癌发病率（2015 年）为男性 9.8 例 /10 万、女性 22.56 例 /10 万，增长显著。2020 年中华医学会内分泌学会对 31 个省市自治区进行的碘营养和甲状腺疾病流行病学（TIDE）项目调查结果显示，甲状腺结节发病率为 20.43%，甲状腺功能亢进症（简称"甲亢"）发病率为 1.22%，甲状腺功能减退症（简称"甲减"）发病率为 13.95%，各类甲状腺疾病患者总数已超过 2 亿。甲状腺疾病发病率增加以及疾病谱发生改变，对医务人员提出了更高的要求，带来了更多的挑战。临床上，有些患者出现症状，怀疑是甲状腺疾病而就诊；有些患者健康体检，发现甲状腺问题而就诊；有些患者已经初步诊断，为了进一步诊治而就诊。不管何种原因就诊，甲状腺疾病的诊断要遵循问诊、视诊、听诊、触诊以及相关检查的诊断流程。正确的诊断才是合理治疗的前提。

1. 问诊

◆ 要点

① 耐心听取患者自觉症状的描述。

② 儿童和老人常常缺乏典型的症状。

③ 甲状腺毒症时少儿表现为坐立不安、学习成绩低下、懒惰等，而老人则表现为体重减轻。

④ 甲状腺功能减退时少儿可能表现为身高不达标、发育迟缓等，而老人则可能表现为痴呆。

每个人的自觉症状不同，一般因甲状腺功能异常相关症状或甲状腺肿大怀疑是否存在甲状腺疾病而就诊。耐心听取自觉症状将能做出甲状腺功能状态的初步评估，能够更好选择下一步的检查。较为常见的症状包括：怕热、多汗、心悸、气短、食欲亢进、体重减少、腹泻、手震颤、烦躁不安、神经质、月经量少或闭经、下肢浮肿（有压痕）等甲状腺毒症表现；或者是畏寒、皮肤干燥（少汗）、心动过缓、体重增加、便秘、行动缓慢、嗜睡、反应迟钝、情绪低落、抑郁、月经过多、眼睑浮肿、下肢浮肿（无压痕）等甲状腺功能减退症状；以及乏力、易疲劳、肌力低下、脱毛等甲状腺毒症或甲状腺功能减退症均可出现的症状。就诊患者不会出现以上全部典型的症状，也不限于出现其他症状。甲状腺功能亢进症患者最常见的症状依次为：易疲劳、乏力、烦躁不安、口渴、心悸、气短、多汗；而甲状腺功能低下患者最常见的症状依次为：记忆力差、易疲劳、乏力、嗜睡、畏寒、口干、注意力不集中、脱发。儿童和老人常常缺乏典型的症状，甲状腺毒症时，少儿表现为坐立不安、学习成绩低下、懒惰等，而老人则表现为体重减轻、甲状腺功能亢进导致心功能不全继发的呼吸困难、浮肿等症状；甲状腺功能减退时，少儿可能表现为身高不达标、发育迟缓，而老人则可能表现为痴呆，但这与其他原因引起的痴呆需要鉴别。其实，门诊常常见到自觉颈部肿大、他人发现颈部肿大或者是健康体检发现甲状腺结节或甲状腺功能异常而就诊的患者。

2. 视诊

> ◆ **要点**
>   ① 重点观察 Graves 病的眼征。
>   ② 了解某些特殊眼征：Stellwag 征、Von Graefe 征、Joffroy 征、Mobius 征。
>   ③ 还需要关注甲状腺功能减退症患者的黏液性水肿面容。

如果甲状腺肿大非常明显，可望可及，视诊重点观察 Graves 病（毒性弥漫性甲状腺肿）的眼征：突眼，就眼裂增大（上下眼睑退缩），双侧对称出现，也可左右不对称。由于眼球突出，瞬目减少，眼睑不能完全闭合，结膜、角膜外露而引起充血、水肿、角膜溃烂。当突眼度 ≤ 18mm 时，称为轻度突眼；当突眼度 > 19mm 时，称为浸润性突眼。有些患者出现怕光、流泪、眼部刺痛、异物感、复视、视力减退等。特殊眼征：① Stellwag 征：瞬目减少，炯炯有神；② Von Graefe 征：双眼向下看时，上眼睑不能随眼球下落，白色巩膜露出；③ Joffroy 征：眼球向上看时，前额皮肤不能皱起；④ Mobius 征：双眼看近物时，眼球辐辏不良，即双眼向鼻侧会聚不良。除了关注眼征外，还需要关注甲状腺功能减退患者的黏液性水肿面容、下肢浮肿。黏液性水肿面容不易被发现时，与其他健康人对比观望，可立即注意到其特殊的容貌。其表现为表情淡漠、呆滞，面色苍白伴蜡黄，皮肤干燥、粗糙、失去光泽，眼睑及面颊水肿，头发干燥、稀疏，鼻唇增厚，舌胖，语言缓慢、语音低钝、发声不清。另外，就诊过程中也容易观察到甲状腺功能低下患者的行动缓慢、反应迟钝表现。

3. 听诊

甲状腺功能亢进症患者甲状腺上极处听诊可闻及血管杂音，表现为连续性、收缩期为主的吹风样杂音，有时下极处也可闻及。心脏区听诊心动过速、心跳有力，当合并存在甲状腺功能亢进继发的心脏病时，也可闻及其他体征。而甲状腺功能低下患者心率变缓、心音低弱。

4. 触诊

◆ **要点**

① 提高甲状腺的触诊水平，可以对甲状腺肿大和全甲状腺切除患者同时进行触诊比较。

② 触诊重点确定有无甲状腺肿大、结节、疼痛、震颤。如果有，仔细触摸肿大的分度，结节大小、硬度、表面、活动度以及触痛。

对于甲状腺疾病的诊断，颈部触诊非常重要。触诊时，让患者正前方就座，双目平视前方或少许上抬下颏。先用双手拇指确定甲状软骨和环状软骨的位置，正常甲状腺上极在环状软骨上缘外上 0.5 ~ 1cm 处，下极在环状软骨上缘下 4 ~ 4.5cm 处。由于男性甲状软骨位置较低，较女性不易确定其位置，可能需要进行吞咽动作辅助完成。触诊进行时，用一手拇指固定患者气管，用另一手拇指从内向外，从甲状腺上极位置到锁骨上缘为止轻轻触摸。重复进行上述触诊动作，确定有无甲状腺肿大、结节、疼痛、震颤。如果有，仔细感受肿大的分度，结节大小、硬度、表面、活动度以及触痛。嘱咐患者进行吞咽，随着甲状腺的上下活动，更易发现较小的结节，更易感受甲状腺的硬度。正常甲状腺腺体体积不大、柔软，通常不易触及。为了尽快提高甲状腺的触诊水平，可以对甲状腺肿大和全甲状腺切除患者同时进行触诊比较，对腺体厚度的手感会提升，逐渐对腺体质地、边缘、表面的触感增强。通过颈部触诊可以发现桥本病（慢性淋巴细胞性甲状腺炎）、Graves 病的弥漫性甲状腺肿大、亚急性甲状腺炎、桥本病急性发作的触痛，恶性淋巴瘤、结节出血囊性变、急性甲状腺功能减退等导致的腺体突然肿大，腺体内结节的质地、活动度等良恶性结节的鉴别，以及判断颈部淋巴结有无肿大、数目、位置，是否恶性肿瘤转移等。

5. 血生化检查

◆ **要点**
① 通过血生化指标可发现一些甲状腺疾病。
② 血胆固醇、谷草转氨酶、谷丙转氨酶、肌酸激酶意义较大。

一般门诊检查不包含甲状腺功能检测，而血常规和生化指标检测是常规检查项目。我们可以通过血生化指标发现一些甲状腺疾病：①血细胞（红细胞、白细胞、血小板）：又称血液中三系，红细胞的主要功能是运送氧和运出 CO_2；白细胞的主要功能是杀灭细菌，抵御炎症，参与体内免疫反应；血小板的主要功能是凝血作用。甲状腺毒症时，血液三系出现减少倾向。②红细胞沉降率：又称血沉，指血液中红细胞在 1h 内沉降的速率，是炎症反应的非特异性测量指标。亚急性甲状腺炎、桥本病血沉加快。③总胆固醇：胆固醇是重要的脂质类分子，主要作用是保持细胞膜的强度及流动性。甲状腺功能减退时，血液中总胆固醇值升高；而甲状腺毒症或无痛性甲状腺炎等破坏性甲状腺炎时出现下降。④谷草转氨酶（AST）、谷丙转氨酶（ALT）、γ-谷氨酰转肽酶（γ-GTP）、碱性磷酸酶（ALP）：是一类肝脏功能测试的指标。当甲状腺功能减退或甲状腺毒症时 ALT、AST、γ-GTP 值均可出现轻度升高；而甲状腺毒症时 ALP 升高。⑤肌酸激酶（CK）：又称为肌酸磷酸激酶（CPK），是体内细胞能量代谢的关键酶。当重度甲状腺功能减退时，CK 值升高，但是该指标特异性较弱。⑥餐后血糖：甲状腺毒症时，餐后血糖会轻度升高，并且尿糖呈阳性。⑦麝香草脑混浊度试验（TTT）、硫酸锌浊度试验（ZTT）：是慢性肝脏疾病、胶原性疾病的重要检测指标，桥本病时上述指标出现升高。

二、甲状腺相关血液学检查

1. 血液学检查项目

> ◆ **要点**
>
> ① 血液中甲状腺激素与甲状腺素结合球蛋白、转甲状腺素蛋白以及白蛋白相结合运输。
>
> ② TSH 是甲状腺功能测试中最为敏感的指标。
>
> ③ Graves 病中检出的促甲状腺激素受体抗体（TR-Ab）是甲状腺刺激型抗体（TS-Ab），而甲状腺炎中检出的 TR-Ab 是甲状腺刺激阻断型抗体（TSB-Ab）。
>
> ④ Tg 是分化型甲状腺癌患者全甲状腺切除和 ^{131}I 治疗后复发、转移的预测指标。
>
> ⑤ Ct 和 CEA 能有效预测甲状腺髓样癌的预后及生存。
>
> ⑥ sIL-2R 升高是诊断甲状腺恶性淋巴瘤的非特异性标志物。

血液学检测项目包括：甲状腺功能、甲状腺自身抗体、尿液碘、血清肿瘤标志物等。

（1）甲状腺功能检查：包括甲状腺素（T_4）、三碘甲状腺原氨酸（T_3）、游离甲状腺腺素（FT_4）、游离三碘甲状腺原氨酸（FT_3）、促甲状腺激素（TSH）检测。T_4：又称为四碘甲状腺原氨酸，具有促进细胞代谢、增加氧消耗及刺激组织生长、成熟和分化的功能，血液中 99% 以上的 T_4 与甲状腺素结合球蛋白（TBG）、转甲状腺素蛋白（TTR）、白蛋白相结合运输。其生物活性低、起效慢，但持续时间长。目前认为大部分 T_4 转化为 T_3 后才能发挥生理效应。T_3：与 T_4 相似，参与人体内所有生理过程，血液中 99% 以上 T_3 与甲状腺素结合球蛋白（TBG）、转甲状腺素蛋白（TTR）、白蛋白相结合运输。其生物活性高、起效快，但持续时间短。总 T_3、T_4 的检测需要同时测定 TBG。FT_4、

FT_3：是 T_4、T_3 的生理活性形式，其血液内浓度不受结合蛋白的影响，检测结果更灵敏且有意义。TSH：垂体前叶分泌的激素，通过反馈调节甲状腺激素的释放，是甲状腺功能测试中最为敏感的指标。甲状腺激素水平升高，TSH 分泌被抑制；甲状腺激素水平降低，TSH 分泌增加。

（2）甲状腺自身抗体检查：包括甲状腺球蛋白抗体（Tg-Ab）、甲状腺过氧化物酶抗体（TPO-Ab）、促甲状腺激素受体抗体（TR-Ab）、甲状腺刺激型抗体（TS-Ab）、甲状腺刺激阻断型抗体（TSB-Ab）、钠碘同向运输蛋白抗体（NIS-Ab）。Tg-Ab：目标抗原是甲状腺球蛋白，与其结合后通过水解甲状腺球蛋白导致甲状腺组织被破坏。TPO-Ab：TPO 抗体来源于浸润在甲状腺组织的淋巴细胞，少部分来源于淋巴结和骨髓。其对抗的抗原是过氧化物酶，一般认为 TPO 抗体不会直接破坏甲状腺组织，它通过活化补体系统，继而破坏甲状腺组织。TPO 是甲状腺微粒体的主要抗原成分，因此甲状腺微粒体抗体与 TPO-Ab 等同。TR-Ab、TS-Ab、TSB-Ab：TR-Ab 的目标抗原是促甲状腺激素受体，由甲状腺 B 淋巴细胞产生。根据对受体信息传递的影响，将其分为 TS-Ab 和 TSB-Ab。一般认为 Graves 病中检出的抗体是 TS-Ab，而甲状腺炎中检出的抗体是 TSB-Ab。NIS-Ab：其目标抗原是钠碘同向运输蛋白，是新近发现的抗体，认为与 Graves 病和桥本病有关，但在甲状腺疾病中的具体影响尚不清楚。

（3）尿液碘：反映个体碘营养水平的指标。吸收进入人体内的碘 90% 经尿液排出，但影响尿碘水平的因素较多，与食物中碘、水中碘、饮水量、尿量等均有关。因此，尿碘反映个人碘营养水平具有一定的局限性，但对地区人群碘营养水平的评估具有重要意义。

（4）血清肿瘤标志物检查：包括甲状腺球蛋白（Tg）、降钙素（Ct）、癌胚抗原（CEA）、可溶性白介素 -2 受体（sIL-2R）。血清 Tg：由甲状腺滤泡上皮细胞合成。对于因分化型甲状腺癌进行全甲状腺清除（手术和 ^{131}I 治疗）的患者而言，体内已经没有产生 Tg 的甲状腺细胞，如果血清中检测到 Tg，说明分化型甲状腺癌病灶残留或复发。因此，Tg 可作为分化型甲状腺癌患者全甲状腺切除术后复发、转移的预测指标。血清 Ct：由甲状腺滤泡旁细胞（C 细胞）分泌。当血清 Ct 大于 100pg/mL 时，提示甲状腺髓样癌；血清 Ct 升高但不足 100pg/mL 时，诊断甲状腺髓样癌的特异性降低。CEA：是具有人类胚胎抗原特异性的糖蛋白，在胚胎组织和结肠癌组织中被发现。甲状腺髓样癌手术后 CEA 水平会逐渐下降，如果术后持续存在或者升高，说明肿瘤残留或复发。Ct 和 CEA 的变化能够有效预测甲状腺髓样癌的预后及生存。sIL-2R：是一种复合性黏蛋白，能够活化 T 细胞周围的白细胞介素 -2、减弱机体的内分泌效应。血清 sIL-2R 升高是诊断甲状腺恶性淋巴瘤的非特异性标志物。

2. 如何解读甲状腺功能检查报告

◆ **要点**

① 血清 T_3、T_4 的检测需要同时测定 TBG 水平。

② 甲状腺功能检查报告解读需要逆向思维。

③ 甲状腺功能检查最少条目是 TSH、FT_4、FT_3。

④ 当 TSH、FT_4、FT_3 检测出现无负反馈效应的结果时，除了考虑一些少见病外，需要注意实验室误差发生。

　　甲状腺分泌的 T_3、T_4，在血液中与蛋白质相结合运输。因此，T_3、T_4 的检测需要同时测定 TBG 水平。而非蛋白质结合的 FT_3、FT_4 虽然是真正的效应激素，但其变化与 T_3、T_4 密切关联。血液中蛋白水平高低会影响 T_3、T_4 水平，继而 T_3、T_4 与 FT_3、FT_4 关联也会受到影响。但有些情况下，这种关联不会受影响。比如妊娠时，血液中 TBG 升高，T_4 会升高，但是 FT_4 一般不会受到影响；胺碘酮影响脱碘酶的活性，血清 FT_4 升高，FT_3 反而下降。因此，单纯依靠血清 T_3、T_4 或 FT_3、FT_4 升高就诊断为甲状腺毒症，降低就诊断为甲状腺功能减退，这种报告解读思路是错误的。众所周知，TSH 是甲状腺功能状态最为敏感的指标，但是它的分泌或抑制分泌需要一定时间来完成，即甲状腺激素变化和 TSH 变化存在时差。例如：血清甲状腺激素已降低，但是负反馈效应需要时间来完成，垂体分泌的 TSH 不会立刻升高。另外，亚临床甲状腺功能异常状态下，甲状腺激素水平没有变化，但是 TSH 水平却出现了显著的改变。因此，甲状腺功能检测报告如何解读更好呢？需要逆向思维方法。首先确定第一个最少条目检测组合，那就是 TSH、FT_4、FT_3。根据 TSH、FT_4、

FT_3 的检测结果，添加甲状腺自身抗体和肿瘤标志物检测，进一步获取更多的实验室及影像学资料，解读报告会更顺利、准确。以下是以 TSH 为基准，FT_4、FT_3 变化背景下，初步推测的可能罹患的甲状腺疾病（表 1-1）。

（1）TSH 值正常条件下

TSH 正常，FT_4、FT_3 正常：①如果存在弥漫性甲状腺肿，需要进行 Tg-Ab、TPO-Ab 检测，Tg-Ab、TPO-Ab 中任一条目阳性，考虑为桥本病；其中少数可能为 Graves 病（合并突眼征者需要进行 TR-Ab、TS-Ab 检测）；如果 Tg-Ab、TPO-Ab 均阴性，则考虑为单纯性甲状腺肿，但需要进行超声检查，排除腺瘤样甲状腺肿可能。②如果存在结节性甲状腺肿，需要进行超声检查，必要时进行细针穿刺抽吸活检（FNA）确诊，可能疾病为甲状腺增生、甲状腺腺瘤、甲状腺癌等。

TSH 正常，FT_4、FT_3 升高：促甲状腺激素不适当分泌综合征（SITSH），部分小儿生理性结果可能。

TSH 正常，FT_4、FT_3 降低：非甲状腺疾病综合征（NTIS），妊娠中生理性结果可能。

TSH 正常，FT_4 正常，FT_3 升高：甲状腺毒症治疗中。

TSH 正常，FT_4 正常，FT_3 降低：非甲状腺疾病综合征（NTIS），妊娠中生理性结果可能。

TSH 正常，FT_4 升高，FT_3 正常：甲状腺功能减退症治疗中。

（2）TSH 值升高条件下

TSH 升高，FT_4、FT_3 正常：亚临床甲状腺功能减退症可能，需要进行 Tg-Ab、TPO-Ab 检测，Tg-Ab、TPO-Ab 中任一条目阳性，考虑为桥本病；Tg-Ab、TPO-Ab 均阴性，慢性甲状腺炎、碘摄取过多状态可能。

TSH 升高，FT_4、FT_3 升高：促甲状腺激素不适当分泌综合征（SITSH），实验室误差可能。

TSH 升高，FT_4、FT_3 降低：甲状腺功能减退症，需要进行 Tg-Ab、TPO-Ab 检测，Tg-Ab、TPO-Ab 中任一条目阳性，考虑为桥本病；Tg-Ab、TPO-Ab 均阴性，慢性甲状腺炎、碘摄取过多状态可能。

（3）TSH 值降低条件下

TSH 降低，FT_4、FT_3 正常：亚临床甲状腺毒症可能，需要进行 TR-Ab

检测，TR-Ab 阳性，考虑为 Graves 病。TR-Ab 阴性，则进行 ^{123}I 摄取试验，摄碘率低，可能为无痛性甲状腺炎、亚急性甲状腺炎、T_4 摄取过多等；弥漫性摄碘率增高，则为 Graves 病；局部摄碘率增高，为功能性结节（高功能腺瘤）。

TSH 降低，FT_4、FT_3 升高：甲状腺毒症，需要进行 TR-Ab 检测，TR-Ab 阳性，则为 Graves 病；TR-Ab 阴性，则进行 ^{123}I 摄取试验，摄碘率低，可能为无痛性甲状腺炎、亚急性甲状腺炎、T_4 摄取过多等；弥漫性摄碘率增高，则为 Graves 病；局部摄碘率增高，为功能性结节（高功能腺瘤）。

TSH 降低，FT_4、FT_3 降低：中枢性甲状腺功能低下，妊娠中生理性结果可能。

TSH 降低，FT_4 正常、FT_3 升高：T_3 中毒症。

TSH 降低，FT_4 降低、FT_3 升高：甲状腺毒症治疗中。

当出现 TSH、FT_4、FT_3 之间偏差（无负反馈效应）结果，有时需要考虑实验室误差可能，必要时进行重新检查以确认。

表 1-1　不同甲状腺功能背景下可能罹患的甲状腺疾病

血清 TSH	血清 FT_4	血清 FT_3	合并情况	抗体情况	可能罹患的疾病
正常	正常	正常	弥漫性甲状腺肿	Tg-Ab 或 TPO-Ab (+)	桥本病、少数为 Graves 病
	正常	正常	弥漫性甲状腺肿	Tg-Ab、TPO-Ab (−)	单纯性甲状腺肿
	正常	正常	结节性甲状腺肿		甲状腺增生、甲状腺腺瘤、甲状腺癌等
	正常	升高			甲状腺毒症治疗中
	正常	降低			NTIS、妊娠中生理性结果
	升高	正常			甲状腺功能病退症治疗中
	升高	升高			SITSH、部分小儿生理性结果
	降低	降低			NTIS、妊娠中生理性结果
升高	正常	正常	亚临床甲状腺功能减退	Tg-Ab 或 TPO-Ab (+)	桥本病
	正常	正常	亚临床甲状腺功能减退	Tg-Ab、TPO-Ab (−)	慢性甲状腺炎、碘摄取过多

续表

血清TSH	血清FT₄	血清FT₃	合并情况	抗体情况	可能罹患的疾病
升高	升高	升高			SITSH、实验室误差可能
	降低	降低		Tg-Ab 或 TPO-Ab (+)	桥本病
	降低	降低		Tg-Ab、TPO-Ab (−)	慢性甲状腺炎、碘摄取过多
降低	正常	正常	亚临床甲状腺毒症可能	TR-Ab (+)	Graves 病
	正常	正常	亚临床甲状腺毒症可能	TR-Ab (−)	无痛性甲状腺炎、亚急性甲状腺炎、T₄摄取过多、Graves病、高功能腺瘤等
	升高	升高	甲状腺毒症	TR-Ab (+)	Graves 病
	升高	升高	甲状腺毒症	TR-Ab (−)	无痛性甲状腺炎、亚急性甲状腺炎、T₄摄取过多、Graves病、高功能腺瘤等
	降低	降低			中枢性甲状腺功能低下，妊娠中生理性结果可能
	正常	升高			T₃中毒症
	降低	升高			甲状腺毒症治疗中

三、影像学检查

1. 超声检查

◆ 要点

① 所有甲状腺疾病患者均需要行颈部超声检查。

② 甲状腺结节恶变超声征象：实性低回声结节；结节形态和边缘不规则；纵横比＞1；微小钙化、针尖样弥散分布或簇状分布的钙化；结节内血供丰富。

③ 甲状腺癌转移淋巴结超声征象：淋巴结呈圆形；边界不规则或模糊；内部回声不均；内部出现钙化；皮髓质分界不清；淋巴门消失；淋巴结囊性变。

④ 临床常用甲状腺超声影像报告和数据系统为 TI-RADS Kwak 分类系统。

建议所有甲状腺疾病患者均行颈部高分率超声检查。不管是触诊发现、颈部软组织 X 线、CT、MRI 以及 FDG-PET 检查发现，均应行超声检查。颈部超声检查对甲状腺的大小、质地以及病变的局限性还是弥漫性，甲状腺结节的位置、数量、大小、囊实性、形状、边界、包膜、钙化、血供以及周围组织的关系，有无颈部淋巴结的肿大，肿大淋巴结的区域、大小、形态学以及内部结构等能够做出判断，但这与超声医生的图像认识度、操作的细致度以及临床经验等密切相关（图 1-1）。当甲状腺结节出现以下特征时，考虑为甲状腺癌：①实性低回声结节；②结节形态和边缘不规则；③纵横比＞1；④微小钙化、针尖样弥散分布或簇状分布的钙化；⑤结节内血供丰富（图1-2）。当淋巴结出现以下特征时，考虑为转移：①淋巴结呈圆形；②边界不规则或模糊；③内部回声不均；④内部出现钙化；⑤皮、髓质分界不清；⑥淋巴门消失；⑦淋巴结囊性变等（图 1-3）。

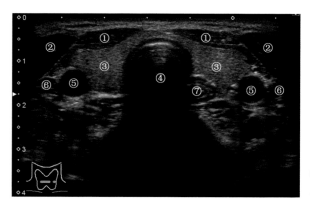

图 1-1　**甲状腺横断面超声图像**
①舌骨下肌群；②胸锁乳突肌；③甲状腺左右腺叶；④气管；⑤颈总动脉；⑥颈内静脉；⑦食管。（该图由日本 KUMA 医院临床检查科 Ota Hisashi 先生提供）。

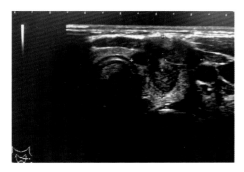

图 1-2 **甲状腺癌超声征象**

甲状腺左叶有低回声、不均回声结节，形态不规则，伴微小钙化，突破甲状腺被膜，侵及前方肌肉。

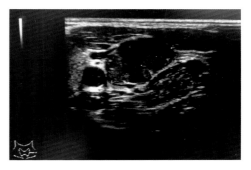

图 1-3 **颈部转移淋巴结超声征象**

Ⅲ区（左侧颈总动脉外侧、胸锁乳突肌后方）淋巴结，呈圆形，内部微钙化，皮、髓质分界不清，部分区域囊性变。

为了规范甲状腺疾病的诊断及随访，效仿美国放射协会提出的 BI-RADS（breast imaging reporting and data system）分类提出了甲状腺超声影像报告和数据系统（thyroid imaging reporting and data system for ultrasonography，TI-RADS）分类。2009 年 Horvath 等第一次提出 TI-RADS 分类，目前有美国放射学会、欧洲甲状腺学会、韩国甲状腺放射学会等多种分类版本。上述各类分类版本因其复杂性而难以在临床上应用，2011 年 Kwak 等（Radiology. 2011，260：892-899）提出了更为简单的 TI-RADS 分类，即 TI-RADS Kwak 分类（表1-2）。以下是该分类系统：TI-RADS 1：阴性（恶性风险为 0）；TI-RADS 2：良性（恶性风险为 0）；TI-RADS 3：可能良性，超声无恶性可疑征象（恶性风险 < 5%）；TI-RADS 4a：低恶性风险，具有 1 种恶性征象（恶性风险 5% ~ 10%）；TI-RADS 4b：中等恶性风险，具有 2 种恶性征象（恶性风险 10% ~ 50%）；TI-RADS 4c：中等恶性风险，具有 3 ~ 4 种恶性征象（恶性风险 50% ~ 85%）；TI-RADS 5：高度恶性风险，具有 5 种及以上恶性征象（恶性风险 > 85%）；国内超声界在此分类基础上增加了 TI-RADS 6，为经细胞学和组织病理学证实的甲状腺恶性病变（恶性风险 100%）。

表 1-2 　甲状腺结节的 TI-RADS Kwak 分类

分类	超声恶性征象	恶性风险	处理意见
1	阴性	0	无须处理
2	良性	0	观察
3	可能良性	< 5%	积极复查
4a	低恶性风险	5% ~ 10%	建议 FNA，良性，定期复查
4b	中等恶性风险	10% ~ 50%	建议 FNA，良性，定期复查；恶性，手术
4c	中等恶性风险	50% ~ 85%	建议 FNA 或手术
5	高度恶性风险	> 85%	可行 FNA，建议手术
6	恶性	100%	已病理证实，建议手术

注：根据参考文献 [20] 整理完成。

2. 颈部软组织摄片

　　颈部软组织摄片，帮助确定有无气管受压、移位及狭窄。正面摄片下可以测量气管的直径，如果小于 7mm，提示窒息发生风险较高（图 1-4 ~ 图 1-6）。

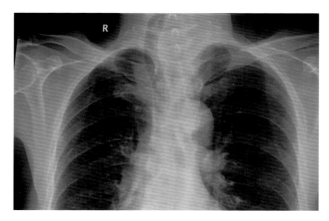

图 1-4 　颈部软组织 X 线片（1）
甲状腺肿导致气管受压，向右移位。

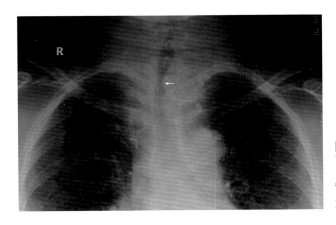

图1-5　**颈部软组织X线片（2）**
甲状腺结节导致气管狭窄，气管直径＜7mm（白色箭头所示），窒息发生风险高。

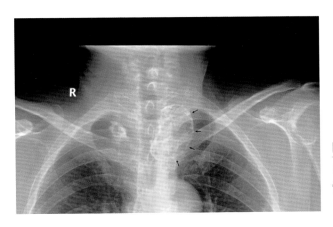

图1-6　**颈部软组织X线片（3）**
甲状腺豌豆样钙化结节（黑色箭头所示），部分位于胸骨后。

3. 颈部 CT、MRI、FDG-PET 检查

◆ **要点**

① 对于颈部淋巴结的评估，建议行 CT 或 MRI 检查，首推荐 CT 检查。

② 颈部淋巴结转移的 CT 征象：淋巴结长短径比＜2；均匀轻中度强化；血管样强化；淋巴结囊性变及囊壁强化；不规则环形强化伴中心区域低密度；淋巴结钙化。

对于甲状腺结节的评估，计算机断层扫描（CT）、磁共振成像（MRI）不如超声检查敏感。但对于需要手术治疗的患者，CT 和 MRI 检查可以显示甲状腺结节与周围组织的解剖关系（图 1-7 ~ 图 1-9），以及颈部淋巴结的位置、大小、数量等（图 1-10）。尤其是进行增强薄层扫描，不仅辅助确定疾病分期，还便于制订手术范围。与 MRI 检查相比，CT 检查不仅扫描时间短，还不会受到患者呼吸导致的伪影影响。对于 CT 造影剂过敏的人来说，可以选择 MRI 检查。MRI 常规行颈部横断位、矢状位、冠状位 T_1WI 和 T_2WI 扫描，对软组织分辨率较高，对囊性病变鉴别、判断肿瘤是否复发有价值。氟脱氧葡萄糖正电子发射断层成像术（FDG-PET）评估淋巴结转移的特异性很高，但敏感性较差，一般不作为常规检查。影像学检查更可以发现触诊无法触及部位的淋巴结、颈部隐匿性转移灶以及对侧颈部淋巴结转移。甲状腺癌通常转移至患侧颈部，以气管食管沟、颈部Ⅲ区、Ⅳ区以及上纵隔多见。可疑淋巴结转移的增强 CT 征象：①淋巴结长短径比＜2，如果长短径比＞2 考虑为炎性；②均匀轻中度强化；③血管样强化；④淋巴结囊性变及囊壁强化；⑤不规则环形强化伴中心区域低密度；⑥淋巴结钙化。MRI 检查，平扫 T_1WI 呈等信号或略低信号，T_2WI 呈等信号或高信号，边界欠清，伴有中心部坏死或囊性变；强化后呈均匀强化或环形强化，可考虑为淋巴结转移。

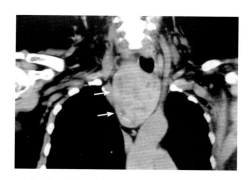

图 1-7　颈、胸部 CT 检查

CT 显示巨大胸骨后甲状腺肿（白色箭头所示）与主动脉弓、左颈总动脉、左锁骨下动脉以及气管之间的解剖关系。

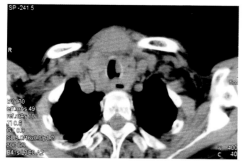

图 1-8　颈部 CT 检查

CT 显示甲状腺癌侵犯气管，并突破进入气管腔内。

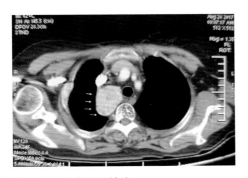

图 1-9 胸部 CT 检查

纵隔内甲状腺肿（白色箭头），与胸部大血管关系密切。

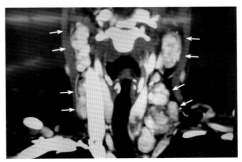

图 1-10 颈部 CT 检查

CT 显示双侧颈部多发肿大淋巴结（白色箭头），淋巴结呈串珠状、团块状、相互融合，不均匀强化，考虑为癌转移。

4. 放射性核素显像

◆ **要点**

① 甲状腺核素显像常用药品有：核素 ^{99m}Tc、放射性碘 ^{123}I、放射性碘 ^{131}I。

② 核素 ^{99m}Tc 和放射性碘 ^{123}I 用于评估甲状腺的摄取能力。

③ 根据甲状腺结节摄取核素能力不同，将其分为：热结节、温结节、冷结节。

④ 放射性碘 ^{131}I 用于评估分化型甲状腺癌术后全身扫描和内照射治疗后的效果评定。

放射性核素显像是指应用 γ 相机拍摄人体内放射性同位素分布情况的检查方法。常用放射性药物有：核素 ^{99m}Tc、放射性碘 ^{123}I、放射性碘 ^{131}I。妊娠和哺乳期妇女禁用核素扫描检查。核素 ^{99m}Tc 和放射性碘 ^{123}I 用于评估甲状腺的摄取能力，而放射性碘 ^{131}I 用于评估分化型甲状腺癌术后全身扫描和内照射治疗后的效果评定。核素显像后，正常甲状腺呈蝴蝶状，腺体内放射性核素分布均匀，双侧叶上极和峡部放射性核素分布略稀疏，有时峡部不显影，也可见到锥体叶。根据结节摄取核素能力，将其分为：热结节、温结节、冷结节。热结节指甲状腺结节摄取放射性核素的能力高于周围甲状腺组织，在结节内出现放射性核素浓聚，多见于自主功能性腺瘤。温结节是指甲状腺结节摄取放射性核素的能力与周围正常甲状腺组织接近，特征性表现为：双侧腺叶内核素分布均匀，未见到明显的核素分布稀疏区或浓集区，多见于甲状腺良性肿瘤，也见于分化型甲状腺癌。冷结节是指甲状腺结节对放射性核素的摄取能力明显低于周围正常甲状腺组织，特征性表现为：结节内出现核素分布稀疏区或缺损区，见于甲状腺癌或者囊性变的甲状腺结节。

核素 ^{99m}Tc 的显像一般不需要停止碘的摄入，将核素 ^{99m}Tc 静脉注射 2～5mCi，30min 后可显像，药物半衰期为 6h，γ 线的能量为 140keV，无 β 射线照射。^{123}I 的显像，需要停食含碘食物，停用甲状腺素及抗甲状腺药物。将 ^{123}I 口服 0.2～0.4mCi 剂量，3～24h 后显像，药物半衰期为 13h，γ 线的能量为 159keV，无 β 射线照射（表 1-3）。^{99m}Tc 和 ^{123}I 的显像对于甲状腺毒症的诊断，尤其是 Graves 病、破坏性甲状腺炎、自主功能性结节的鉴别诊断意义重大。Graves 病表现为：肿大的双侧腺叶弥漫性摄取积聚；破坏性甲状腺炎表现为：双侧腺叶摄取弥漫性降低；而自主功能性结节表现为：较周围正常腺体，结节内均匀一致的摄取浓聚。

表 1-3　甲状腺放射性核素显像常用药物

药品	^{99m}Tc	^{123}I	^{131}I
含碘食品限制	一般不需要	需要	需要
药物限制	一般不需要	甲状腺素片和抗甲状腺药	甲状腺素片和抗甲状腺药
给药方法	静脉注射	口服	口服
给药剂量	2～5mCi	0.2～0.4mCi	0.05～0.1mCi
半衰期	6h	13h	8 天
γ 线的能量	140keV	159keV	364keV
β 射线照射	无	无	有

^{131}I 的显像，需要停止含碘食物，停用甲状腺素片或抗甲状腺药等，必要时注射重组人 TSH（rhTSH），等待血清 TSH 值抬高。将 ^{131}I 口服 0.05 ~ 0.1mCi 剂量，24h 后显像，药物半衰期为 8 天，γ 线的能量为 364keV，释放 β 射线照射。^{131}I 的显像意义：协助了解手术后甲状腺床有无腺体残留；确定有无摄碘性颈部转移灶；确定有无摄碘性全身性转移灶；协助计算内照射用 ^{131}I 的剂量；预估体内碘负荷对清除甲状腺治疗的影响（图 1-11、图 1-12）。

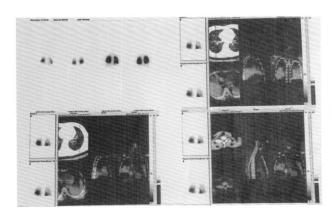

图 1-11　**甲状腺癌术后全身显像（1）**

示踪剂为 ^{131}I，全身显影可见到颈部无放射性摄取，双肺弥漫性放射性浓聚，提示甲状腺癌术后双肺多发转移。

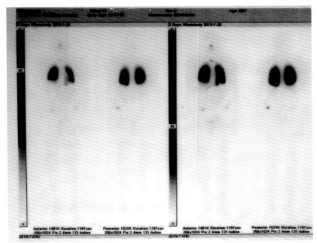

图 1-12　**甲状腺癌术后全身显像（2）**

示踪剂为 ^{131}I，全身显影可见到颈肩区、上纵隔多个点状放射性分布异常浓聚，双肺弥漫性放射性摄取增高，口腔黏膜、部分肠道及膀胱放射性滞留。提示甲状腺癌术后颈部、上纵隔淋巴结转移及双肺多发转移。

四、细胞学诊断

> ◆ **要点**
>
> ① 细胞学诊断是鉴别甲状腺结节良恶性的重要手段。
>
> ② 对甲状腺结节进行细针穿刺抽吸活检（FNA）的适应证各国指南共识存在不同。
>
> ③ FNA 的诊断报告，目前广泛采用 Bethesda 分类方法。

甲状腺细胞学诊断是指在超声引导下对甲状腺结节或组织进行细针穿刺抽吸活检（FNA），显微镜下观察抽吸细胞，提供细胞病理学诊断的检查方法。相对于粗针组织学活检（CNB），操作简单、并发症少，诊断准确度能够达到组织活检水平。但其操作的成功率和诊断的准确率受到多种因素的影响，如穿刺的精度、取材的多少、涂片、制片、染色、细胞病理学的认识等（图 1-13）。中国 2012 版《甲状腺结节和分化型甲状腺癌诊治指南》建议对直径 > 10mm 的甲状腺结节均可考虑行 FNA，但对以下几种情况下可以不作为常规：①经甲状腺核素显像证实为有自主摄取功能的"热结节"；②超声提示为纯囊性的结节；③超声影像已高度怀疑为恶性的结节。对于直径 < 10mm 的甲状腺结节，不推荐常规行 FNA，但存在下述情况，可考虑行 FNA：①超声提示结节有恶性征象；②伴颈部淋巴结超声影像异常；③童年期有颈部放射线照射史或辐射污染接触史；④有甲状腺癌或甲状腺癌综合征的病史或家族史；⑤ FDG-PET 显像阳性；⑥伴血清 Ct 水平异常升高。美国甲状腺学会 2015 版《成人甲状腺结节和分化型甲状腺癌指南》建议直径 > 10mm 的超声提示高度和中等恶性风险结节，直径 > 15mm 的超声提示低恶性风险结节均应行 FNA。对于直径 > 20mm 的超声提示非常低恶性风险结节也可以考虑行 FNA。对于直径 < 10mm 的结节，根据患者年龄、甲状腺外侵犯、淋巴结转移等临床因素综合考虑决定。对于纯囊性结节和不符合以上条件者，不建议行 FNA。日本内分泌外科学会 2018 版《甲状腺肿瘤诊疗指南》

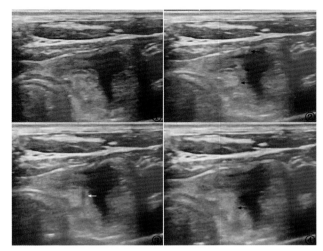

图 1-13　超声引导下甲状腺结节的 FNA

A：①囊实性结节穿刺前超声图像；②实性部分进行 FNA，可见到高回声的针芯（黑色箭头）；③抽吸后穿刺道超声图像（白色箭头）；④再次穿刺抽吸中。

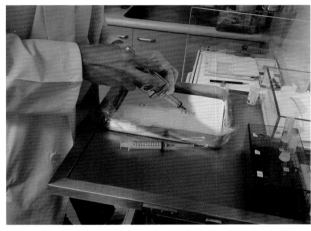

B：将抽吸细胞从针管推出，置于载玻片上。

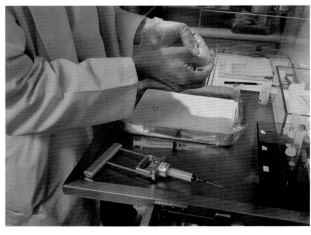

C：将抽吸细胞均匀推开涂片。

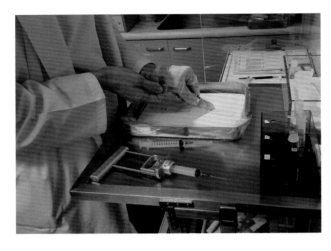

图 1-13 **(续)**
D：将涂开的细胞进行固定，
进行病理学诊断。

建议对于肿瘤性结节、肿瘤样低回声区域、弥漫性甲状腺肿相伴结节、抗甲状腺自身抗体阴性的弥漫性甲状腺肿、炎性疾病的确诊、甲状腺切除后出现的结节以及需要抽吸囊肿内液的病变均建议行 FNA。对于直径＜5mm、诊断明确的亚急性甲状腺炎、慢性甲状腺炎、良性囊肿不建议行 FNA。甲状腺功能亢进的 Graves 病、颈部不能制动的患者、未获得患者授权禁忌行 FNA。虽然 FNA 操作风险较低，但也有并发症，常见的有：刺入气管血管、穿刺后出血、甲状腺内或甲状腺周围血肿发生、急性化脓性甲状腺炎、肿瘤组织梗死、甲状腺急性肿胀、一过性喉返神经麻痹等。另外，较少发生穿刺路径播散转移（乳头状癌约 0.14%，其他类型尚无数据）。为了更好地统一、规范甲状腺疾病 FNA 诊断报告，全世界广泛应用并接受了 Bethesda 分类方法。甲状腺细胞病理学 Bethesda 报告系统分类（表 1-4），Ⅰ：无法诊断，如果对获取标本不满意，可以重复进行抽吸检查，再次检查时间建议大于 3 个月（恶性风险 1%～4%）；Ⅱ：良性病变（恶性风险 0～3%），临床随访即可；Ⅲ：意义不明的细胞非典型性病变，或意义不明的滤泡性病变（恶性风险 3%～15%），结合超声图像危险因素，必要时需要手术；Ⅳ：滤泡性肿瘤或可疑滤泡性肿瘤（恶性风险 15%～30%），FNA 不能区别滤泡腺瘤与滤泡癌，建议手术；Ⅴ：可疑恶性肿瘤（恶性风险 60%～75%），建议手术；Ⅵ：恶性肿瘤（恶性风险 97%～99%），手术治疗。

表 1-4　甲状腺细胞病理学 Bethesda 报告系统分类

分类	病理诊断	恶性风险	处理意见
I	无法诊断	1% ~ 4%	建议再次穿刺
II	良性病变	0 ~ 3%	积极观察
III	意义不明的细胞非典型性病变，或意义不明的滤泡性病变	3% ~ 15%	积极观察，必要时需要手术
IV	滤泡性肿瘤或可疑滤泡性肿瘤	15% ~ 30%	建议手术
V	可疑恶性肿瘤	60% ~ 75%	建议手术
VI	恶性肿瘤	97% ~ 99%	手术治疗

第二章

甲状腺疾病

一、甲状腺疾病分类

甲状腺作为内分泌腺体，虽然体积较小，但内分泌功能强大，且易发生多种疾病。临床上，通常根据其功能状态进行疾病分类，也可以按发病原因进行疾病分类。本书根据疾病首要表现进行分类，并在每个章节中详细介绍疾病分类及准确的概念，以便读者更好地理解及快速做出鉴别诊断。甲状腺疾病发病原因常常与遗传基因、自身免疫、肿瘤、胚胎期发育异常等有关，以下是根据病因进行的分类（表 2-1）：①胚胎期发育异常：无甲状腺、小甲状腺、异位甲状腺、遗传基因（TTF1、TTF2、PAX8）异常；②甲状腺激素合成、分泌障碍：先天性甲状腺功能减退（甲状腺过氧化物酶、甲状腺球蛋白、钠碘同向转运体缺乏以及碘再利用障碍）、中枢性甲状腺功能减退（下丘脑性、垂体性）、母体因素（碘摄入过多、抗甲状腺药物、母体甲状腺功能亢进）；③受体异常：Refetoff 综合征（甲状腺激素受体异常综合征）、甲状腺激素受体 α（TR α）异常、TSH 受体异常综合征；④甲状腺激素敏感性低下：MCT8（monocarboxylate transporter 8）异常、脱碘酶异常；⑤自身免疫：Graves 病、慢性淋巴细胞性甲状腺炎（桥本病）、特发性黏液性水肿；⑥环境因素：碘不足、碘过量；⑦炎症原因：急性化脓性甲状腺炎、亚急性甲状腺炎、无痛性甲状腺炎、IgG4 相关甲状腺炎；⑧肿瘤性：甲状腺腺瘤、乳头状癌、滤泡状癌、髓样癌、恶性淋巴瘤、未分化癌、甲状腺转移癌；⑨肿瘤样病变：腺瘤样甲状腺肿、结节性甲状腺肿；⑩继发性甲状腺疾病：手术后甲状腺异常、放射性甲状腺疾病；⑪药物有关继发性甲状腺疾病：抗甲状腺药、锂剂、利巴韦林、胺碘酮、干扰素、白介素、一些分子靶向药物；⑫全身性疾病有关：结节病等。

表 2-1 根据病因的甲状腺疾病分类

病因	可能导致的疾病
胚胎期发育异常	无甲状腺、小甲状腺、异位甲状腺、遗传基因异常（TTF1、TTF2、PAX8）
甲状腺激素合成、分泌障碍：先天性甲状腺功能减退	甲状腺过氧化物酶、甲状腺球蛋白、钠碘同向转运体缺乏、碘再利用障碍
甲状腺激素合成、分泌障碍：中枢性甲状腺功能减退	下丘脑性、垂体性
甲状腺激素合成、分泌障碍：母体因素	碘摄入过多、抗甲状腺药物、母体甲状腺功能亢进
受体异常	Refetoff 综合征、甲状腺激素受体 α 异常、TSH 受体异常综合征
甲状腺激素敏感性低下	MCT8 异常、脱碘酶异常
自身免疫	Graves 病、慢性淋巴细胞性甲状腺炎（桥本病）、特发性黏液性水肿
环境因素	碘不足、碘过量
炎症原因	急性化脓性甲状腺炎、亚急性甲状腺炎、无痛性甲状腺炎、IgG4 相关甲状腺炎
肿瘤性	甲状腺腺瘤、乳头状癌、滤泡状癌、髓样癌、恶性淋巴瘤、未分化癌、甲状腺转移癌
肿瘤样病变	腺瘤样甲状腺肿、结节性甲状腺肿
继发性甲状腺疾病	手术后甲状腺异常、放射性甲状腺疾病
药物有关继发性甲状腺疾病	抗甲状腺药、锂剂、利巴韦林、胺碘酮、干扰素、白介素、一些分子靶向药物

通常情况下，甲状腺疾病的严重程度与循环内甲状腺激素水平有关联，例如：血清甲状腺激素水平越高对中枢神经系统、心血管系统危害越大。但

这并非绝对，甲状腺危象和黏液性水肿昏迷时，血清甲状腺激素水平与致死无关。同样，即便是甲状腺癌，因病理分型不同，对预后的影响也不同。乳头状癌、滤泡状癌预后较好，而未分化癌预后极差，患者短期内死亡。充分了解甲状腺疾病各种分类（表 2-2～表 2-4、表 2-7、表 2-10）方法，正确认识甲状腺疾病生物学特征，才能做出正确的诊断及治疗，更准确判定其预后。

表 2-2　根据功能状态的甲状腺疾病分类

甲状腺功能状态	疾病分类
正常	弥漫性甲状腺肿
	结节性甲状腺肿
增强	甲状腺毒症
	亚临床甲状腺毒症
低下	甲状腺功能减退症
	亚临床甲状腺功能减退症

二、伴随甲状腺疼痛的疾病

创伤、炎症、自身免疫等原因导致甲状腺被膜和腺体内疼痛感受器受到刺激，由感觉传入纤维将信号从刺激部位传导至脊髓后角的不同板层，换神经元后经丘脑投射到感觉皮层，人体感知甲状腺疼痛。引起甲状腺疼痛的疾病，多数与炎症有关，少数与放射性甲状腺损伤、晚期甲状腺癌等有关。甲状腺发生的炎性疾病与自身免疫、病毒侵犯、细菌感染等有关。患病期间，甲状腺功能可保持正常，也可发生一过性甲状腺毒症或甲状腺功能减退。根据其发病缓急可分为：急性甲状腺炎、亚急性甲状腺炎、慢性甲状腺炎；根据发病原因可分为：自身免疫性甲状腺炎、感染性甲状腺炎、放射性甲状腺炎；根据病理类型可分为：化脓性甲状腺炎、淋巴细胞性甲状腺炎、肉芽肿性甲状腺炎等（表 2-3）。亚急性甲状腺炎、无痛性甲状腺炎、桥本病急性发作、产后甲状腺炎等由于炎症破坏甲状腺滤泡，滤泡腔内甲状腺激素过量进入血液循环内，出现一过性甲状腺毒症，这类甲状腺炎统称为破坏性甲状腺炎。

表 2-3　甲状腺炎的病因及分类

病因	疾病分类
感染	亚急性甲状腺炎
	急性化脓性甲状腺炎
自身免疫性	慢性淋巴细胞性甲状腺炎
	无痛性甲状腺炎
	产后甲状腺炎
	桥本病急性发作
	萎缩性甲状腺炎
药物损伤	药物性甲状腺炎
放射照射	放射性甲状腺炎
	亚临床甲状腺功能减退症

1. 亚急性甲状腺炎

◆　要点

① 典型特征为甲状腺肿胀、疼痛。

② 甲状腺功能检测 THS 降低。

③ C- 反应蛋白升高或血沉加快。

④ 超声检查表现为与疼痛区域一致的低回声炎性改变。

⑤ 泼尼松龙治疗有效。

（1）概述

亚急性甲状腺炎（subacute thyroiditis）是引起甲状腺疼痛的最常见疾病，目前认为病毒性上呼吸道感染与发病有关，但尚未找到病毒感染的直接证据。中年女性多见，男女比 1∶5～1∶8，20 岁以下青少年几乎不发病。炎症使甲状腺滤泡遭到破坏，滤泡腔内甲状腺激素过多溢入血液循环内，出现甲状腺毒症。出现的甲状腺毒症为一过性，恢复后还可能会出现一过性甲状腺功能减退。甲状腺疼痛和肿胀是典型特征，有些患者还会出现炎症引起的发热。即使不治疗，约 3 个月后自行愈合。少数患者会出现终身甲状腺功能减退。

（2）症状和体征

通常出现甲状腺肿胀、疼痛或吞咽疼痛，疼痛从患侧甲状腺向颈部其他区域扩散。少数患者无明显自觉疼痛，但会有甲状腺位置的触痛。当全身炎症较重时，还可能会出现全身不适、发热。甲状腺激素过多入血时，出现心悸、多汗、震颤、体重降低等一过性甲状腺毒症表现。触诊时，单侧腺体或全甲状腺肿胀、发硬，伴触痛。有些时候，小区域腺体硬结与甲状腺恶性肿瘤触诊手感难以区别，需要谨慎诊断。

（3）辅助检查

急性期，甲状腺功能表现为 TSH 降低，FT_4 升高或正常。恢复期，TSH 仍然降低或接近正常，FT_4 降低。急性期，血清 Tg-Ab、TPO-Ab 可能呈阳性，但滴度很低，疾病恢复后可完全转阴性。多数患者，急性期血沉增快，C- 反应蛋白升高。疼痛部位超声检查可见低回声炎性表现，无自觉疼痛的患者用超声探头按压，可出现疼痛。一般不建议行 FNA，但超声表现与甲状腺恶性肿瘤难以区别时，可进行 FNA，镜下可见多核巨细胞，即可明确诊断。

（4）治疗

亚急性甲状腺炎是自限性疾病，当疼痛、发热等症状较轻时，患者能够耐受，无须进行任何治疗，也会自行缓解。否则，可选择泼尼松龙治疗。目前认为泼尼松龙不仅缓解症状，还会减少甲状腺功能减退的发生。一般初始口服剂量选择 15mg，每 2 周复查甲状腺功能、血常规以及 C- 反应蛋白，调整剂量为 10mg，后降至 5mg，停药后 4 周复查甲状腺功能，确定有无复发或甲状腺功能减退发生。对于精神病、结核病、糖尿病、病毒性肝炎等不适宜激素治疗的患者，应避免口服泼尼松龙治疗。

2. 急性化脓性甲状腺炎

◆ **要点**

① 青少年多见。

② 最常见原因为先天性梨状窝瘘。

③ 咽部口服造影 X 线可见到从梨状窝向甲状腺延伸的瘘管影。

④ 待炎症消退后行瘘管切除术，也可行瘘管电灼术或瘘口化学闭合术。

（1）概述

急性化脓性甲状腺炎（acute suppurative thyroiditis）是指细菌感染导致的急性炎性疾病。常见细菌感染途径为：①先天性梨状窝瘘引起的甲状腺感染，1979 年由日本医生 Miyauchi Akira 教授首次发现；②甲状腺囊肿或肿瘤坏死灶继发感染；③甲状腺结节行 FNA 后感染。其中，梨状窝瘘是最常见原因，以左侧梨状窝瘘引起的化脓性甲状腺炎为多见。作为先天性疾病，多在青少年时期发病，少数在成年期发病（图 2-1）。甲状腺功能检测血清甲状腺激素正常，当甲状腺实质遭受破坏，甲状腺激素过多入血时，也可出现一过性甲状腺毒症。血常规检查，多数患者白细胞增高。临床上需要与亚急性甲状腺炎鉴别。

（2）症状和体征

常见症状为颈部疼痛、肿胀、皮肤发红以及发热等急性炎症表现，进展后形成脓肿，颈部皮肤可破溃、流脓。炎症引起甲状腺实质遭受破坏过多时，甲状腺激素入血过多导致心悸、气短等甲状腺毒症表现。梨状窝瘘引起的化脓性甲状腺炎，严重时会出现气管压迫症状。形成脓肿后，切开引流、抗感染治疗等可使炎症消退，但梨状窝瘘引起的化脓性甲状腺炎容易再次复发。

（3）辅助检查

血常规检查白细胞增高，C- 反应蛋白升高，血清甲状腺激素水平正常，炎症早期也可出现一过性血清 TSH 降低。超声检查提示，甲状腺内炎性低回声及甲状腺周围组织炎症表现，甚至脓肿形成。CT 可发现与超声一致的低密度影（图 2-2）。如果进行 FNA，可吸出脓汁，镜下可见到多个中性粒细胞。

如果病因是梨状窝瘘引起，咽部口服造影 X 线可见到从梨状窝向甲状腺延伸的瘘管影（图 2-3）。

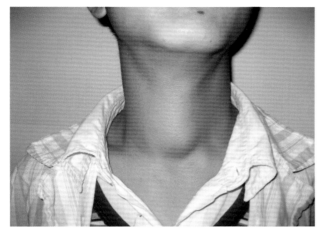

图 2-1　**急性化脓性甲状腺炎临床外观**

患者为青少年，左颈前肿胀，皮肤略发红。

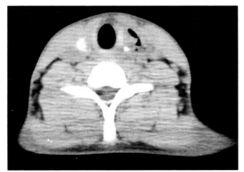

图 2-2　**急性化脓性甲状腺炎 CT 表现**

CT 可见到甲状腺左叶低密度影，甲状腺周围间隙的感染以及气体影像（正常甲状腺周围间隙内无法进入气体），气管左下方位置可见到造影后的瘘管影像。

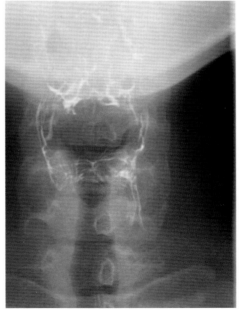

图 2-3　**口服造影 X 线检查**

可见从左侧梨状窝向甲状腺延伸的瘘管影像。

（4）治疗

积极抗感染治疗基础上，进行脓肿穿刺引流或切口引流。病原菌尚未明确时，应用广谱抗生素，例如：第二代、第三代头孢以及克林霉素等（克林霉素：每日 600～1200mg，分 2～4 次静脉滴注；哌拉西林舒巴坦：每次 4.5g，每日 2 次输注或每次 4.5g，每日 4 次静脉滴注；碳青霉烯：每次 0.5～1g，每日 2～3 次静脉滴注）。梨状窝瘘引起的化脓性甲状腺炎，待炎症消退后对瘘管进行闭合治疗，一般炎症消退 3 个月后进行为宜。由于炎症导致局部粘连严重，瘘管切除术导致喉返神经损伤、喉部损伤风险性较高。因此，也可以进行瘘管电灼术或瘘口化学闭合术，成功率为 50%～80%，可重复进行。如果是肿瘤引起的化脓性甲状腺炎，待炎症好转后进行甲状腺切除手术。

3. 甲状腺囊性结节内出血

◆ **要点**
① 突然同时出现颈部肿块和疼痛，疼痛出现急。
② 部分患者既往诊断过甲状腺囊肿或结节。
③ 血清甲状腺激素水平正常。
④ 即便不进行任何治疗，多数患者 3 个月后颈部肿块明显缩小。

（1）概述

临床上，甲状腺囊性结节非常常见，一般无须任何治疗。部分患者甲状腺囊性结节内出血（hemorrhagic thyroid cyst）时，结节迅速增大，出现疼痛。出血的具体原因目前尚不清楚。笔者认为，部分囊性结节内可能存在细小动静脉瘘，当某种原因导致压力过大时，静脉破裂导致急性出血。疼痛通常为胀痛，有时疼痛非常剧烈。当出血量较大时，还可能出现压迫症状。当患者合并有糖尿病或尿路感染等情况时，也可继发感染出现急性化脓性甲状腺炎。容易与其他引起甲状腺疼痛的疾病混淆。

（2）症状和体征

部分患者既往诊断过甲状腺囊肿或结节，突然同时出现颈部肿块和疼痛，疼痛出现急，部分患者先疼痛，触摸颈部时，发现肿块。严重时，可有呼吸困难等压迫症状。但无全身性感染表现。

（3）辅助检查

血清 FT_4、FT_3 水平正常。部分患者血清 C- 反应蛋白略有升高，当出血量较大时血清 Tg 水平升高。血常规检查，无白细胞增高等感染性表现。当出血继发感染时，可出现白细胞升高。超声检查可明确甲状腺内囊泡，用探头压迫后疼痛加剧。CT 检查可见到腺体内边界清晰的低密度灶，病灶组织无强化。

（4）治疗

即便不进行任何治疗，多数患者 3 个月后颈部肿块也会明显缩小。当疼痛较重时，可进行囊肿内液抽吸治疗，这不仅减轻疼痛，还可进行囊腔内液的 LPC（liquid-lased cytology）细胞病理学检查，有助于囊内甲状腺癌的排除。疼痛缓解不佳时，也可应用镇痛类药物。经过长时间观察，囊肿无缩小，反而进一步增大出现压迫症状时，可进行手术治疗。

4. 桥本病急性发作

◆ 要点
　① 既往诊断过桥本病或甲状腺弥漫性肿大。
　② 近期无上呼吸道感染病史，出现颈部疼痛。
　③ 甲状腺内无结节。
　④ 血清 Tg-Ab、TPO-Ab 呈阳性。
　⑤ 可选择泼尼松龙治疗。

（1）概述

桥本病，又称为慢性淋巴细胞性甲状腺炎，详见第二章（P51）。病程中，桥本病常常发生无痛性甲状腺炎及甲状腺功能减退。较少出现桥本病急性发作（acute exacerbation of Hashimoto's disease）（又称为桥本病假性甲状腺功能亢进或桥本病一过性甲状腺毒症），其临床表现与亚急性甲状腺炎非常类似，出现疼痛、发热等急性炎症表现，其发病原因尚不清楚。急性炎症导致甲状腺滤泡遭到破坏，可出现一过性甲状腺毒症表现。但桥本病常常合并甲状腺功能减退，因此甲状腺滤泡即便遭到破坏，甲状腺激素一过性过多入血液循环，也不会出现甲状腺毒症表现。发作持续时间较亚急性甲状腺炎长，病程持续 3 个月以上者不在少数。既往尚未诊断桥本病的患者，出现急性发作时，与亚急性甲状腺炎难以鉴别。

(2) 症状和体征

与亚急性甲状腺炎非常相似，出现颈部疼痛或触痛。但近期无上呼吸道感染病史，曾诊断过桥本病或甲状腺弥漫性肿大。一般无发热表现，但严重病例可出现发热。甲状腺触诊明显肿胀、发硬，伴触痛。

(3) 辅助检查

由于基础疾患为桥本病，血清 Tg-Ab、TPO-Ab 呈阳性。如果 Tg-Ab、TPO-Ab 滴度非常高，桥本病急性发作诊断明确。发作期，可出现短暂性甲状腺毒症（血清 FT_4、FT_3 正常或升高，而 TSH 降低）或甲状腺功能正常（既往检测明确甲状腺功能减退），待急性发作好转后，出现甲状腺功能减退。超声检查疼痛部位呈低回声，其余腺体呈桥本病的粗糙紊乱回声。

(4) 治疗

同亚急性甲状腺炎，口服泼尼松龙治疗。口服起始剂量选择 15mg，每 2 周调整剂量，多数患者 2 个月内好转。部分反复发作的患者需要加大泼尼松龙剂量。好转后复查甲状腺功能，出现减退时需要口服左甲状腺素（$L-T_4$）替代治疗。长时间疼痛未缓解者，也可考虑行甲状腺内糖皮质激素注射治疗。当发作时间超过 1 年以上或者合并压迫症状者，需要行全甲状腺切除术。

三、出现甲状腺毒症的疾病

甲状腺毒症（thyrotoxicosis）是指任何原因导致的血循环中甲状腺激素过多，引起以神经、循环、消化等系统兴奋性增高和代谢亢进为表现的一组临床综合征。可分为：甲状腺功能亢进和非甲状腺功能亢进类型（表 2-4）。而甲状腺功能亢进症是指甲状腺合成、分泌甲状腺激素过多所引起的一组临床综合征。非甲状腺功能亢进类型是指非甲状腺功能亢进原因导致的甲状腺毒症。甲状腺毒症和甲状腺功能亢进症概念不同，常常混淆使用，望大家注意。根据病因不同，甲状腺功能亢进症可分为：毒性弥漫性甲状腺肿（Graves病）、毒性结节性甲状腺肿、自主高功能腺瘤、碘致甲状腺功能亢进症、垂体性甲状腺功能亢进症等。而非甲状腺功能亢进甲状腺毒症可分为：亚急性甲状腺炎、无痛性甲状腺炎、桥本病急性发作、产后甲状腺炎、外源性甲状腺激素过多等。亚急性甲状腺炎、无痛性甲状腺炎、桥本病急性发作、产后甲状腺炎等由于炎症破坏甲状腺滤泡使滤泡腔内甲状腺激素过量进入血液循环内的甲状腺毒症称之为破坏性甲状腺毒症（destructive thyrotoxicosis）。临床上，Graves病又称为原发性甲状腺功能亢进症，毒性结节性甲状腺肿又称为继发性甲状腺功能亢进症。毒性结节性甲状腺肿又可分为毒性单结节性甲状腺肿和毒性多结节性甲状腺肿。

表 2-4　甲状腺毒症病因及分类

分类	甲状腺激素增多原因	疾病
甲状腺激素合成、分泌亢进	甲状腺外原因	毒性弥漫性甲状腺肿（Graves病）
		TSH分泌型垂体瘤
		甲状腺激素抵抗综合征
		HCG有关妊娠一过性甲状腺毒症
	自主分泌	自主高功能腺瘤
		毒性多结节性甲状腺肿
		非自身免疫性甲状腺功能亢进症
无甲状腺激素合成、分泌亢进	甲状腺组织被破坏	亚急性甲状腺炎
		无痛性甲状腺炎
		桥本病急性发作
		急性化脓性甲状腺炎
		放射性甲状腺炎
	外源性因素	医源性甲状腺素摄入过多
		通过减肥药物摄入

续表

分类	甲状腺激素增多原因	疾病
无甲状腺激素合成、分泌亢进	外源性因素	通过食物摄入
	其他组织来源	卵巢甲状腺肿

1. Graves 病

◆ **要点**

① Graves 病约占甲状腺功能亢进症的 85%，是自身免疫性疾病，与体内产生抗自身的 TSH 受体抗体有关。

② 通常出现典型的甲状腺毒症症状：怕热、多汗、心悸、气短、食欲亢进、体重减少、腹泻、手震颤、烦躁不安、神经质、月经量少或闭经、下肢浮肿等。

③ 血清 FT_3、FT_4 升高，而 TSH 降低；血清 Tg-Ab、TPO-Ab、TR-Ab 呈阳性，其中高滴度 TR-Ab 更有意义。

④ 可选择抗甲状腺药物治疗、^{131}I 治疗、手术治疗，3 种疗法各有利弊，要根据患者年龄、甲状腺功能亢进严重程度、病程、并发症等综合考虑而选择，要遵循个体化治疗原则。

⑤ 抗甲状腺药物推荐甲巯咪唑（MMI）或丙硫氧嘧啶（PTU），首推荐应用 MMI。但抗甲状腺药物会出现多种药物有关副作用，用药前必须向患者详细说明用药风险。

⑥ 严格掌握 ^{131}I 治疗适应证，^{131}I 治疗后会出现永久性甲状腺功能减退。

⑦ 手术治疗方式建议选择全甲状腺切除术。

（1）概述

Graves 病，又称为 Basedow 病，体内产生抗自身的 TSH 受体抗体（TR-Ab）导致甲状腺激素过量合成、分泌的自身免疫性疾病。Graves 病约占甲状腺功能亢进症的 85%。产生 TR-Ab 的具体原因尚不清楚，可能与 TSH 受体抗原特异性 T 细胞入侵甲状腺有关。目前认为 80% 的病例发病与遗传有关，其余发病可能与吸烟、妊娠、感染、碘剂、激素等有关。当甲状腺滤泡上皮 TSH 受体持续受到 TR-Ab 的刺激后，甲状腺组织出现弥漫性肿大，甲状腺产生过多 T_3、T_4 释放入血，继而血清 TSH 降低。另外，TSH 受体也存在于人体眼眶和皮肤组织中，与 TR-Ab 相结合后引起眼球后组织、眼肌、眼睑及皮肤组织的免疫性炎症反应，出现突眼、眼睑挛缩、睑裂增宽、胫前黏液性水肿等。胺碘酮、干扰素、酪氨酸激酶抑制剂等药物也可诱发 Graves 病。

(2) 症状和体征

较为常见的症状包括：怕热、多汗、心悸、气短、食欲亢进、体重减少、腹泻、手震颤、烦躁不安、神经质、月经量少或闭经、下肢浮肿（有压痕）等。儿童和老人常常缺乏典型的症状，少儿表现为坐立不安、学习成绩低下、懒惰等，而老人则表现为体重减少、甲状腺功能亢进导致心功能不全继发的呼吸困难、浮肿等症状。多数患者甲状腺呈不同程度弥漫性肿大及突眼（图 2-4）。查体甲状腺肿大为弥漫性，质地中等，无触痛，甲状腺上下极可触及震颤。听诊：甲状腺上下极可闻及血管杂音；心前区心率增快、心跳有力，甚至闻及心律失常。当出现突眼征、上睑挛缩、Stellwag 征（+）、Von Graefe 征（+）、Joffroy 征（+）、Mobius 征（+）及胫前黏液性水肿时，即可诊断 Graves 病。

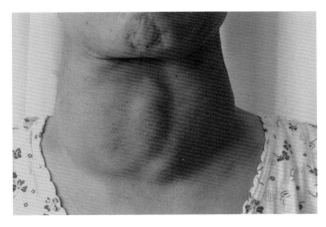

图 2-4 **Graves 病颈部外观**
Graves 病与毒性结节性甲状腺肿不同，甲状腺呈弥漫性肿大，双叶肿大呈对称。

(3) 辅助检查

甲状腺功能检测血清 FT_3、FT_4 升高，而 TSH 降低。血清甲状腺结合蛋白稳定情况下，总 T_3 及 T_4 的升高更具有意义。血清 Tg-Ab、TPO-Ab、TR-Ab 呈阳性，其中高滴度 TR-Ab 强烈支持 Graves 病。如果 TR-Ab 呈阴性，还怀疑 Graves 病时，需要进行甲状腺核素显像，但核素显像试验一般不作为常规检查项目。未经治疗的 Graves 病甲状腺核素显像表现为：甲状腺左右腺叶摄取呈一致聚集，无摄取缺损或局部浓聚现象。血生化检查肝功能指标 ALT、AST 升高，ALP 升高，总胆固醇降低。而血常规、C- 反应蛋白及血沉一般无变化。超声检查甲状腺呈弥漫性肿大，甲状腺内血流丰富。有时，Graves 病合并存在甲状腺癌，检查时需要仔细判定所发现结节的性质。当怀疑 Graves 病时，不建议进行超声引导下 FNA。诊断标准为：①临床甲状腺功能亢进症状和体征；②甲状腺弥漫性肿大，少数病例可以无甲状腺肿大；③血清 TSH 值降低，FT_3、FT_4 水平升高；④ TR-Ab 呈阳性；⑤眼球突出和其他浸润性眼征；⑥胫前黏液性水肿；⑦甲状腺摄碘率增强或核素显像显示摄取功能增强。符合①②③④可诊断为 Graves 病，当出现⑤⑥⑦时诊断更加明确。

（4）治疗

Graves 病的治疗方法包括：①一般对症治疗；②抗甲状腺药物治疗；③ ^{131}I 治疗；④手术治疗。一般对症治疗是为了缓解患者心动过速、失眠、眼部不适等症状。而后 3 种治疗方法是为了控制甲状腺过度合成和分泌甲状腺激素，各有利弊，要根据患者年龄、甲状腺功能亢进严重程度、病程、并发症等综合考虑而选择，要遵循个体化治疗原则。

一般对症治疗：心悸明显的患者可选择服用 β 受体阻断剂，倍他乐克（酒石酸美托洛尔），每日 2 次，每次 12.5～25mg 均可，必要时可增加到 50mg。失眠患者可口服阿普唑仑、艾司唑仑及地西泮等，由于剂型和规格不同，具体剂量需要咨询神经科医生。突眼导致畏光、眼部异物感需要滴润眼液，避免角膜溃疡的发生，睡眠时可以使用眼贴。重症眼征时，采用甲基泼尼松龙冲击疗法，近 80% 的患者有效，但需要注意糖尿病、感染等疾病加重情况发生。以上疗法均无效时，可以考虑进行眼眶减压手术。

抗甲状腺药物治疗：抗甲状腺药物通过抑制碘的有机化和甲状腺酪氨酸偶联，降低甲状腺激素的合成。适应证：①轻、中度甲状腺功能亢进；②轻、中度甲状腺肿大；③手术和 ^{131}I 治疗前的准备；④手术后复发，不适宜 ^{131}I 治疗者；⑤有手术禁忌证或手术风险较高者。一般选择甲巯咪唑

（MMI）或丙硫氧嘧啶（PTU）（表 2-5），Graves 病首推荐应用 MMI，对于妊娠期和甲状腺危象发生的 Graves 病推荐 PTU。MMI 用法：每日 1 次，每次 15mg，2~4 周复查甲状腺功能，当 FT_3、FT_4 值进入正常范围上限值以下时，剂量改为每日 1 次，每次 10mg；2~4 周再复查甲状腺功能，当 FT_3、FT_4 值位于正常范围中线值附近时，剂量改为每日 1 次，每次 5mg。甲状腺肿大较重的患者剂量调整所需时间较长，反之剂量调节所需时间缩短。治疗开始后如果 TR-Ab 逐渐下降，宜进行减量，若治疗期间 TR-Ab 反而上升，暂不减量为好。TSH 值对减量意义不大，一般 FT_4、FT_3 正常后 2~3 个月，TSH 才体现真正水平（负反馈效应需要时间完成）。维持期，每 3 个月复查甲状腺功能，争取达到 FT_4、FT_3 正常化，TSH 值恢复正常，TR-Ab 呈阴性。达到上述目标后将 MMI 剂量调整至隔日 5mg，之后 6 个月内复查当中 TSH 正常、FT_4 正常、TR-Ab 呈阴性以及甲状腺肿大缩小，可考虑停药。开始治疗到停药一般需要 1.5~2 年时间。停药后每 2~3 个月复查 FT_4、FT_3、TSH 及 TR-Ab，根据具体情况，也可每 6~8 个月复查一次。大约 80% 的患者达到药物治疗目的，其中停药后 TR-Ab 仍然高于 6mU/L 的患者复发风险较高。PTU 用法：每日 3 次，每次 100mg，2~4 周复查甲状腺功能，当 FT_3、FT_4 值进入正常范围上限值以下时，剂量改为每日 2 次，每次 100mg；2~4 周再复查甲状腺功能，当 FT_3、FT_4 值位于正常范围中线值附近时，剂量改为每日 1 次，每次 100mg。治疗开始后如果 TR-Ab 逐渐下降，对减量有益，治疗期间 TR-Ab 反而上升，暂不减量为好。TSH 值对减量意义不大，一般 FT_4、FT_3 正常后 2~3 个月，TSH 才体现真正水平。维持期，每 3 个月复查甲状腺功能，争取达到 FT_4、FT_3 正常化，TSH 值恢复正常，TR-Ab 呈阴性。达到上述目标后将 PTU 剂量调整至隔日 100mg，之后 6 个月内复查当中 TSH 正常、FT_4 正常、TR-Ab 呈阴性以及甲状腺肿大缩小时，可考虑停药。停药后每 2~3 个月复查 FT_4、FT_3、TSH 及 TR-Ab，根据具体情况，也可每 6~8 个月复查一次。

抗甲状腺药物会出现多种药物相关副作用，用药前必须向患者详细说明用药风险。例如，用药后 2 周最易出现皮疹，对于轻症可以用抗组胺类药物，否则停用 MMI，改用 PTU。当发生肝功能损伤时，如果 ALT、AST 值未超过 150IU/L，密切注意变化尚可继续用药，但胆红素升高，可能出现了胆汁淤积性肝病，必须停药。粒细胞缺乏症是严重的并发症，治疗中出现发热、咽痛均要立即检查白细胞，以及时发现粒细胞缺乏的发生。若中性粒细胞少于 $1.5 \times 10^9/L$，应当立即停药。粒细胞集落刺激因子（G-CSF）可以促进骨髓恢复，但骨髓遭到严重破坏时效果不佳。对于药物副作用严重者，建议尽早进行其他治疗。抗甲状腺药物治疗期间，减量或停药后疾病复发，并且甲状腺肿大进一步加重者，尽早更换其他治疗方法。

表 2-5　甲巯咪唑（MMI）和丙硫氧嘧啶（PTU）的区别

	MMI	PTU
类别	咪唑类	硫脲类
依从性	较高	一般
半衰期	6h	1.5h
抑制碘的有机化	有	有
抑制甲状腺酪氨酸偶联	有	有
抑制外周组织 T_4 向 T_3 转换	无	有
通过胎盘、乳汁	少量	极微量
起始剂量	每日 1 次，每次 15mg	每日 3 次，每次 100mg
起效时间	4～12 周	4～12 周
肝损害的特点	胆汁淤积性肝病	ALT、AST 升高为主
皮疹发生率	约 22.3%	约 22.1%
白细胞减少	低	容易出现
对 ^{131}I 的影响	无	可能降低 ^{131}I 效果
推荐	一般首推荐	妊娠、甲状腺危象、MMI 治疗失败

^{131}I 治疗：国内 2013 版《^{131}I 治疗 Graves 甲亢指南》给出 ^{131}I 治疗的适应证：①对抗甲状腺药物过敏或出现其他不良反应；②抗甲状腺药物疗效差或多次复发；③有手术禁忌证或手术风险高；④有颈部手术或外照射史；⑤

病程较长；⑥老年患者（特别是有心血管疾病高危因素者）；⑦合并肝功能损伤；⑧合并白细胞或血小板减少；⑨合并心脏病等。另外，Graves 病合并桥本病的患者中，摄碘率增高者也可以进行 ^{131}I 治疗。禁忌证包括：①妊娠、哺乳；② Graves 病确诊或临床怀疑甲状腺癌（此时首选手术治疗）；③不能遵循放射性治疗安全指导；④在未来 6 个月内计划妊娠的女性也不适合 ^{131}I 治疗。另外，育龄期女性在 ^{131}I 治疗前应注意排除妊娠。^{131}I 治疗虽然有效率较高，可达 90%，但是存在辐射照射风险，并且治疗后会出现甲状腺功能减退。甲状腺功能减退见于 50% 的 ^{131}I 治疗后第 1 年的患者，以及 95% 的 ^{131}I 治疗后 10 年的患者。当甲状腺功能减退时，需要口服 L-T$_4$ 替代治疗。^{131}I 治疗有关注意事项请见 "甲状腺乳头状癌" 部分（P75）。

　　手术治疗：Graves 病手术治疗可快速控制甲状腺毒症，无抗甲状腺药物带来的副作用，无辐射暴露风险。国内一般行双侧甲状腺次全切除术，但也可行单侧腺叶切除 + 对侧腺叶大部切除术，国外常常进行全甲状腺切除（图 2-5、图 2-6）+ 术后甲状腺素替代治疗。手术治疗适应证为：①甲状腺肿大显著，推定重量 > 100g；②中、重度甲状腺功能亢进，长期服药效果不佳，或停药复发；③胸骨后甲状腺肿；④ FNA 证实甲状腺癌或者怀疑恶变；⑤妊娠期药物控制不佳者，可以在妊娠中期（第 13～24 周）进行手术治疗。禁忌证：①合并较重心脏、肝、肾疾病，不能耐受手术；②妊娠 T$_1$ 期（1～3 个月）和 T$_3$ 期（7～9 个月）。手术治疗后结局有 3 种：甲状腺功能维持正常；Graves 病复发；甲状腺功能减退。因此，Graves 病选择进行全甲状腺切除术也许是正确的选择。

　　Graves 病 3 种治疗方法的优缺点见表 2-6。

表 2-6　Graves 病 3 种治疗方法的优缺点

治疗方法	优点	缺点
抗甲状腺药物治疗	不用住院 治疗对象广泛 治愈率尚可 无辐射照射	治疗所需时间长 副作用多 部分患者治疗失败
^{131}I 治疗	安全性高 毒症控制效果较好 多数无须住院	存在辐射照射 会导致永久性甲状腺功能减退 突眼征的治疗效果差 孕妇、哺乳期禁忌

续表

治疗方法	优点	缺点
手术治疗	毒症控制效果最高 立刻达到治疗效果 无辐射照射	需要住院 存在麻醉、手术创伤 颈部留有手术瘢痕，存在神经损伤、旁腺损伤可能，全甲状腺切除术后需要终身口服 L-T₄

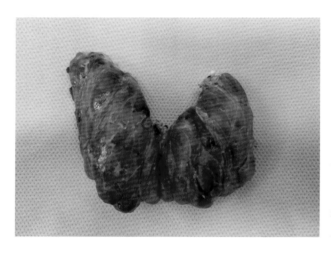

图 2-5 Graves 病全甲状腺切除标本

甲状腺弥漫性对称性增大，呈棕红色，表面光滑，血管充血，质地较软。

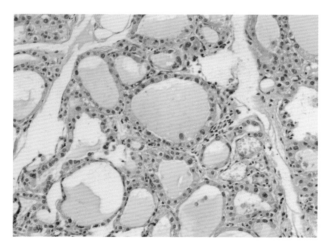

图 2-6 Graves 病

滤泡上皮呈高柱状、乳头状增生，滤泡腔内胶质稀薄，胶质内出现大小不一的上皮细胞吸收空泡，间质内血管丰富。

2. 毒性结节性甲状腺肿

◆ **要点**

① 既往诊断过结节性甲状腺肿。

② 与 Graves 病不同，是非自身免疫性疾病。

③ 甲状腺呈结节样肿大，非对称性，无突眼征。

④ 通常血清 Tg-Ab、TPO-Ab、TR-Ab 呈阴性。

⑤ 甲状腺核素显像有助于辅助诊断。

⑥ 手术治疗为最有效的治疗方法。

（1）概述

毒性结节性甲状腺肿（toxic nodular goiter）是继发性甲状腺功能亢进症的一种，患者先有结节性甲状腺肿，后其中一个或多个腺瘤样结节自主分泌甲状腺激素，出现甲状腺毒症表现。目前认为，其发生可能与 TSH 受体（甲状腺滤泡上皮细胞膜上的 G 蛋白偶联受体）遗传基因或者 GNAS 基因（编码 Gsα 蛋白质）体细胞突变有关。与 Graves 病不同，它是非自身免疫性疾病。

（2）症状和体征

发病年龄多在中年及以上，既往诊断过结节性甲状腺肿，后出现怕热、多汗、心悸、气短、食欲亢进、体重减少、腹泻、手震颤、烦躁不安、神经质、月经改变等甲状腺毒症表现。结节进一步增长后，可出现颈部不适、呼吸及吞咽困难、肉眼可见的颈部肿块等。不同于 Graves 病，该病无突眼征，甲状腺呈结节样肿大、非对称性（图 2-7）。当结节显著肿大、纤维化，怀疑向纵隔内进展时，可让患者双手上举并在头上方合拢手掌，就可见到颈静脉怒张、面部潮红及呼吸困难，出现所谓的 Pemberton 征。

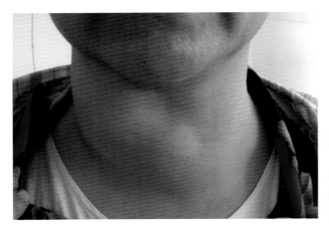

图 2-7　**毒性结节性甲状腺肿颈部外观**

毒性结节性甲状腺肿与 Graves 病不同，甲状腺肿大呈结节性，非对称。

（3）辅助检查

甲状腺功能检测血清 FT_3、FT_4 升高，而 TSH 降低，通常血清 Tg-Ab、TPO-Ab、TR-Ab 呈阴性。亚临床甲状腺毒症时，血清 FT_3、FT_4 可正常。血生化检查可出现 ALP 升高，总胆固醇下降。超声检查甲状腺内多发结节，呈囊性、实性，甲状腺内血流丰富。有时毒性结节性甲状腺肿合并滤泡状癌和乳头状癌，检查时需要注意结节性质。甲状腺核素显像，结节内核素浓聚，呈"热结节"，周边甲状腺组织呈均匀一致的无放射性核素吸收。甲状腺核素显像对 Graves 病、毒性结节性甲状腺肿及自主高功能腺瘤的鉴别诊断意义较大。

（4）治疗

治疗方法包括：药物治疗、^{131}I 治疗、手术治疗以及经皮乙醇注射消融（PEI）治疗。①药物治疗：选择抗甲状腺药物（药物选择和剂量请见 Graves 病治疗）和 β 受体阻断剂，可以暂时性控制甲状腺功能亢进和心律失常，但无法通过药物治疗达到长时间病情缓解。药物治疗可作为手术治疗前控制毒症的手段。②^{131}I 治疗：甲状腺肿大不明显、既往甲状腺手术病史、高龄、重要脏器严重性病变无法耐受手术者，可选择进行 ^{131}I 治疗。但 ^{131}I 所需剂量和给药次数比 Graves 病更高、更多。③手术治疗：当甲状腺肿大显著，推定重量 >100g；核素扫描显著的"冷结节"及囊肿；怀疑合并甲状腺癌可能；胸骨后甲状腺肿出现压迫症状者均需要手术治疗。手术治疗是最具疗效且根治性方法，对于单侧病变，可行患侧腺叶切除术，以避免术后甲状腺素替代治疗。但是该病常常是双侧病变，建议行全/近全甲状腺切除术（图2-8），术后给予甲状腺素替代治疗。④ PEI治疗：对于结节较小和（或）少、囊肿多、亚临床甲状腺功能亢进的病例，可考虑进行 PEI治疗。当 ^{131}I 治疗效果不佳时，也可与 PEI治疗一并应用。PEI治疗操作简便，但 PEI治疗失败后进行手术，由于局部粘连等原因导致手术副损伤风险增加。

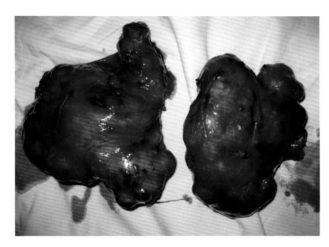

图2-8　毒性结节性甲状腺全甲状腺切除标本

甲状腺呈结节性肿大，结节大小不一，大部分结节边界清楚，多数伴有出血、坏死、囊性变及钙化。

3. 无痛性甲状腺炎

◆　**要点**

① 甲状腺炎，但无疼痛。

② 疾病初期，出现一过性甲状腺毒症，后出现一过性甲状腺功能减退，最后甲状腺功能恢复正常，为自限性疾病。

③ 血清 TR-Ab 呈阴性。

④ 超声提示甲状腺内血流减少，并且无结节。

⑤ 甲状腺摄碘率下降。

⑥ 可以用口服 L-T$_3$ 制剂治疗。

（1）概述

无痛性甲状腺炎（painless thyroiditis）是破坏性甲状腺毒症之一，又称为安静型甲状腺炎（silent thyroiditis），是无疼痛伴甲状腺肿和甲状腺毒症的自身免疫性疾病。好发于分娩后女性，Graves病缓解期也可发生，胺碘酮、白介素-2、干扰素、舒尼替尼等药物治疗期间也可发生。自然病程类似亚急性甲状腺炎，是自限性疾病，但病程可长达5~6个月。疾病初期，先出现一过性甲状腺毒症，2~3个月后毒症改善，后出现一过性甲状腺功能减退，最后甲状腺功能恢复正常。病理学表现为慢性甲状腺炎改变。

（2）症状和体征

发病早期可出现怕热、多汗、心悸、食欲亢进、体重减少、腹泻、手震颤、乏力、易疲劳等甲状腺毒症表现，与Graves病相比症状轻，持续时间短。后出现甲状腺功能减退表现，少汗、心动过缓、体重增加、便秘、嗜睡、反应迟钝等。有些患者一过性甲状腺毒症和一过性甲状腺功能减退症状不明显，体检发现甲状腺功能异常而就诊。多数患者触诊可发现甲状腺肿大。

（3）辅助检查

甲状腺功能检测血清FT_4升高，而TSH下降，支持甲状腺毒症。进一步测定TR-Ab呈阴性，考虑该病可能；如果TR-Ab呈阳性，支持Graves病。FT_3水平升高，并且FT_3 / FT_4比值上升，支持破坏性甲状腺毒症。血清Tg-Ab、TPO-Ab呈阳性，说明自身免疫性甲状腺炎。其血清典型表现为：FT_4升高，TSH降低，Tg-Ab、TPO-Ab呈阳性，TR-Ab呈阴性。无痛性甲状腺炎一般摄碘率下降，C-反应蛋白和血沉无变化。甲状腺毒症时期，超声检查提示甲状腺内血流减少，检查时需要注意是否存在自主功能性结节。无痛性甲状腺炎的诊断要点：①甲状腺炎，但无疼痛；②甲状腺毒症为自限性；③血清FT_4升高；④血清TSH降低；⑤血清TR-Ab呈阴性；⑥甲状腺摄碘率下降。

（4）治疗

无痛性甲状腺炎是自限性疾病，抗甲状腺药物的干预治疗无益而有害。因此，与Graves病的鉴别非常重要。当出现心悸、手震颤等甲状腺毒症时，可以考虑应用β受体阻断剂，倍他乐克（酒石酸美托洛尔），每日2次，每次12.5~25mg均可，必要时可增加到50mg。当出现甲状腺功能减退症状时，应进行L-T_4替代治疗，每日1次，每次12.5~50μg，具体剂量根据甲状腺功能检测结果而确定，随甲状腺功能恢复，逐渐减量停药。口服的 L-T$_4$ 在体内经脱碘酶作用下转变成 T$_3$，发挥生理作用。必要时，可考虑口服左旋三碘甲状腺原氨酸（L-T$_3$）治疗。口服 L-T$_4$ 纠正甲状腺功能减退，血清 FT$_4$、FT$_3$、TSH 值均可正常，此时无法判断甲状腺自身恢复情况。如果口服 L-T$_3$ 治疗，血清 FT$_3$、TSH 正常，而 FT$_4$ 降低，说明甲状腺功能尚未恢复；而血清 FT$_3$、FT$_4$、TSH 均正常，说明患者甲状腺功能已恢复，可以考虑停用 L-T$_3$。口服 L-T$_3$ 治疗，通常每日 3 次，每次 5μg，每日最大剂量不超过 30μg 为宜。

4. Marine-Lenhart 综合征

◆ **要点**
① Graves 病和甲状腺高功能结节合并存在被称为 Marine-Lenhart 综合征。
② T$_3$ 负荷下抑制 TSH，再进行甲状腺核素扫描，有助于鉴别诊断。
③ 手术治疗是最具疗效且根治性方法。

Marine-Lenhart 综合征（Marine-Lenhart syndrome）是指Graves病合并甲状腺自主高功能结节（腺瘤），1911年Marine和Lenhart第一次描述，1972年Charkes首次将其命名为Marine-Lenhart综合征，但目前的Marine-Lenhart综合征与Charkes所命名的略有不同。根据合并结节的性质，将其区分为：①Graves病合并TSH依赖性结节；②Graves病合并毒性多结节性甲状腺肿。Graves病是自身免疫性疾病，发生原因与体内产生的TR-Ab有关，而毒性结节性甲状腺肿的发生与TSHR与GNAS基因突变有关。因此，认为Marine-Lenhart综合征的发生可能与遗传基因突变有关，但目前尚未找到证据。临床症状与Graves病甲状腺功能亢进症表现无差异。血清FT$_4$、FT$_3$升高，TSH降低，Tg-Ab、TPO-Ab、TR-Ab均呈阳性。超声检查甲状腺弥漫性肿大，甲状腺内血流丰富，呈Graves病回声，同时合并甲状腺内单个或多个结节。甲状腺核素扫描区别Graves病和Marine-Lenhart综合征相对困难。经抗甲状腺药物治疗后甲状腺功能正常并TR-Ab呈阴性后，T$_3$负荷下抑制TSH，再进行甲状腺核素扫描，如果结节内核素浓聚，即可诊断该病。治疗方法包括：抗甲状腺药物、^{131}I及手术治疗，其中手术治疗是最具疗效且根治性方法。

5. TSH 分泌型垂体瘤

◆ **要点**

① 垂体瘤自主分泌过量 TSH，不受下丘脑 - 垂体 - 甲状腺轴的负反馈调节。

② 血清 FT_4、FT_3 升高，而 TSH 正常或升高。

③ MRI 检查有助于诊断垂体瘤。

④ 有效治疗手段是手术切除。

垂体瘤可分为激素分泌型垂体瘤和非激素分泌型垂体瘤，其中 TSH 分泌型垂体瘤（TSH-secreting pituitary adenoma）是激素分泌型垂体瘤的一种。TSH 分泌型垂体瘤发病率低，垂体自主分泌过量 TSH，不受高浓度甲状腺激素的负反馈调节而引起甲状腺毒症。TSH 分泌型垂体瘤除了分泌过量 TSH 外，也可分泌生长激素、泌乳素、促肾上腺素等。患者出现轻度到中度甲状腺毒症表现外，如果合并分泌其他激素，也可出现皮肤粗糙、色素沉着、肢端肥大、泌乳、闭经等症状。瘤体较大时，压迫神经可出现头痛、视力障碍。多数患者甲状腺呈弥漫性肿大。血清 FT_4、FT_3 升高，TSH 正常或升高，通常血中 α-subunit 值升高，α-subunit/TSH 比值 > 1.0。MRI 检查可辅助诊断垂体瘤。手术治疗是第一选择，但是拒绝手术或无法手术的微腺瘤，可以用伽马刀照射治疗，或应用多巴胺激动剂、生长抑素类药物。

6. 碘致甲状腺功能亢进症

◆　**要点**

① 通常在碘缺乏地区发生。

② 碘的过量摄入与食物、药物、环境因素有关。

碘致甲状腺功能亢进症（Iodine-induced thyrotoxicosis）是指摄入过量碘所导致的甲状腺功能亢进症。碘的过量摄入与食物（碘盐、海带等含碘食物）、药物（胺碘酮、含碘造影剂）、环境因素（碘酊、碘伏等含碘消毒剂）等有关。目前认为，与碘缺乏地区人接受过量碘后甲状腺组织合成激素能力增强有关。该病多见于老年人。甲状腺毒症临床症状轻，多数患者病程呈自限性。甲状腺毒症重者，可应用抗甲状腺药物治疗。

7. 外源性甲状腺激素过多

◆　**要点**

① 最常见的原因是分化型甲状腺癌术后 TSH 抑制治疗。

② 含甲状腺素的减肥药物和保健品的摄入也是重要原因。

③ 甲状腺功能提示 FT_4、FT_3 正常或升高，TSH 降低，但血清 Tg 呈低值，甲状腺摄碘率下降。

外源性甲状腺激素过多（excessive concentration of exogenous thyroid hormones）常见原因包括：①医源性甲状腺毒症，甲状腺癌术后为了达到 TSH 抑制治疗目的，给予口服 L-T$_4$ 治疗，这会导致医源性甲状腺毒症；②服用含甲状腺素的减肥药物，为了使人达到快速减肥目的，药物中人为加入甲状腺素，促进代谢，导致外源性甲状腺毒症；③服用含甲状腺素的保健食品，保健食品中加入甲状腺素，促进代谢，食用保健品后促使人精神饱满、活力十足，这会导致人为外源性甲状腺毒症；④无意识过量食用含动物甲状腺组织的肉类，导致外源性甲状腺激素过多，该情况常常发生在特定区域，同时多人甲状腺毒症的发生。甲状腺功能检测提示 FT_4、FT_3 正常或升高，TSH 降低，但血清 Tg 呈低值，甲状腺摄碘率下降，超声无甲状腺肿大的表现。除了医源性甲状腺毒症外，停止使用含甲状腺素的药品和食品，多数患者甲状腺功能逐渐恢复正常。

四、引起甲状腺功能减退的疾病

甲状腺功能减退症（hypothyroidism）是指任何原因引起的血循环、组织中甲状腺激素过低或甲状腺激素抵抗而引起的全身性低代谢综合征。可分为：原发性甲状腺功能减退症、中枢性甲状腺功能减退症、甲状腺激素抵抗综合征以及其他原因引起的甲状腺功能减退症（表 2-7）。原发性甲状腺功能减退症最常见，约占甲状腺功能减退症总数的 95%。原发性甲状腺功能减退症是由于甲状腺自身病变引起的功能减退；而中枢性甲状腺功能减退症是指下丘脑和垂体病变引起的甲状腺功能减退，主因促甲状腺激素释放激素（TRH）、TSH 产生和分泌减少有关；甲状腺激素抵抗综合征是指甲状腺激素在外周组织中实现生物效应障碍的综合征。引起原发性甲状腺功能减退的常见原因有：①桥本病（慢性甲状腺炎）；②医源性（全甲状腺切除后、放射照射治疗后）；③碘过量或碘不足；④药源性（胺碘酮、利福平、含碘剂药物、干扰素、锂盐、分子靶向类药物）；⑤先天性（无甲状腺、小甲状腺、甲状腺激素产生障碍）；⑥一过性甲状腺功能低下（亚急性甲状腺炎恢复期、无痛性甲状腺炎恢复期）等。引起中枢性甲状腺功能减退的常见原因有：①垂体性（肿瘤、Sheehan 综合征、肉芽肿、手术治疗后、放射治疗后、垂体炎、先天性）；②下丘脑性（肿瘤、肉芽肿、手术治疗后、放射治疗后、外伤性）。

表 2-7　甲状腺功能减退症病因及分类

疾病分类	病因
原发性甲状腺功能减退症	桥本病
	医源性（全甲状腺切除后、放射照射治疗后）

续表

疾病分类	病因
原发性甲状腺功能减退症	碘过量或碘不足
	药源性（胺碘酮、利福平、含碘剂药物、干扰素、锂盐、分子靶向类药物）
	先天性（无甲状腺、小甲状腺、甲状腺激素产生障碍）
	一过性甲状腺功能低下（亚急性甲状腺炎恢复期、无痛性甲状腺炎恢复期）
中枢性甲状腺功能减退症	垂体性（肿瘤、Sheehan 综合征、肉芽肿、手术治疗后、放射治疗后、垂体炎、先天性）
	下丘脑性（肿瘤、肉芽肿、手术治疗后、放射治疗后、外伤性）
甲状腺激素抵抗综合征	甲状腺激素受体基因突变

1. 桥本病

◆ **要点**

① 原发性甲状腺功能减退症最常见原因是桥本病。

② 典型的甲状腺功能减退症表现为：畏寒、少汗、心动过缓、体重增加、便秘、行动缓慢、记忆力减退、嗜睡、反应迟钝、乏力、易疲劳、肌力低下、情绪低落、抑郁、月经过多、眼睑浮肿、下肢浮肿（无压痕）等。

③ 血清 TPO-Ab、Tg-Ab 呈阳性，高滴度 Tg-Ab、TPO-Ab 提示甲状腺组织受损严重。

④ 超声检查甲状腺呈弥漫性肿大，内部出现粗糙炎性回声，通常甲状腺内无结节。

⑤ 轻度甲状腺功能减退的患者，通过减少碘的摄入，可以改善甲状腺功能状态。

⑥ 当出现显著的甲状腺功能减退时，需要口服 L-T_4 替代治疗。

（1）概述

桥本病（Hashimoto's disease）又称为慢性淋巴细胞性甲状腺炎（chronic lymphocytic thyroiditis），1912年日本医生桥本策第一次报告该病。该病发生与遗传因素、环境因素（碘）以及免疫功能紊乱等有关。好发于女性，男女比1：10，年龄20~50岁多见，因自身免疫性甲状腺炎，甲状腺滤泡逐渐遭到破坏，最终导致甲状腺功能减退。桥本病是原发性甲状腺功能减退症中最常见的类型。其典型的病理学特征是淋巴细胞浸润、淋巴滤泡形成、滤泡上皮嗜酸性变以及间质纤维化（图2-9~图2-11）。约50%的桥本病患者甲状腺功能正常，而仅仅存在甲状腺弥漫性肿大。以往诊断该病需要获得病理学证据。现在，通过检测血清TPO-Ab、Tg-Ab滴度就可明确是否存在自身免疫性因素，目前认为血清TPO-Ab、Tg-Ab阳性是诊断桥本病的"金标准"。但在人群中，血清TPO-Ab、Tg-Ab阳性者约占15%，其中，最终发生甲状腺功能减退者仅仅为少数人，多数人一生中未必会发生甲状腺功能减退。因此，笔者认为血清TPO-Ab、Tg-Ab阳性，甲状腺弥漫性肿大，如果尚未发生甲状腺功能减退，应不急于诊断桥本病为宜。

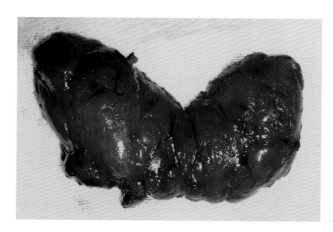

图2-9　**桥本病全甲状腺切除标本**

甲状腺弥漫性对称性肿大，呈黄灰色，质地韧，与周围组织无粘连，表面光滑。

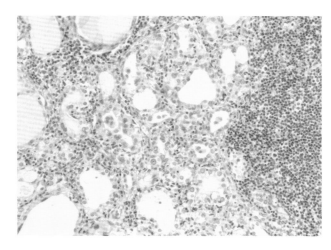

图 2-10　**桥本病（低倍）**

大量淋巴细胞浸润，并淋巴滤泡形成、纤维组织增生。

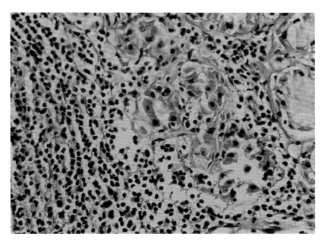

图 2-11　**桥本病（高倍）**

大量淋巴细胞浸润，并淋巴滤泡形成、纤维组织增生，同时滤泡上皮嗜酸性变。

（2）症状和体征

　　发病早期症状和体征不明显，即便出现也缺乏特异性。当甲状腺功能明显减退时，可出现畏寒、少汗、心动过缓、体重增加、便秘、行动缓慢、记忆力减退、嗜睡、反应迟钝、乏力、易疲劳、肌力低下、情绪低落、抑郁、月经过多、眼睑浮肿、下肢浮肿（无压痕）等症状。儿童和老人常常缺乏典型的症状，甲状腺功能减退时少儿可能表现为身高不达标、发育迟缓的端倪，而老人则可能表现为痴呆。查体：甲状腺呈弥漫性肿大、面部表情呆滞、声音嘶哑、颜面呈水肿样、皮肤干燥、心率缓慢，有些患者出现典型的胫前黏液性水肿，也可见到甲状腺功能减退引起的心力衰竭。

（3）辅助检查

血清 TPO-Ab、Tg-Ab 呈阳性，多数患者血清 FT_4、FT_3、TSH 正常。高滴度的 TPO-Ab 是甲状腺功能减退的危险因素，TPO-Ab 滴度越高说明淋巴细胞浸润越严重，甲状腺滤泡破坏也越严重。Tg-Ab、TPO-Ab 滴度同时升高，说明甲状腺功能受损严重。当出现甲状腺功能减退，血清 TSH 增高，FT_4 下降，同时血清 TPO-Ab、Tg-Ab 呈阳性，强烈支持桥本病。此时，血生化检查血胆固醇、CK 升高，肝功能指标 ALT、AST 也可能升高。超声检查甲状腺呈弥漫性肿大，内部出现粗糙炎性回声，进一步进展后可出现不均匀的低回声。FNA 镜下可见到淋巴细胞浸润、滤泡上皮细胞嗜酸性变，即可诊断该病。另外，桥本病也可发生急性发作，其发作期血清甲状腺功能和自身抗体情况，请见第二章（P33）。

（4）治疗

单纯甲状腺弥漫性肿大、无甲状腺功能减退的患者无须特殊治疗，6～12 个月定期复查即可，并嘱咐患者避免过量摄入碘。有些碘过量摄入的患者，仅仅通过减少碘摄入，即可改善甲状腺功能减退状态。因此，对于轻度甲状腺功能减退症患者耐心听取有无碘过量摄入情况（如食用海藻保健品、海带等含碘食物的过量摄入、碘伏消毒剂的应用等）。一般停止碘的摄入 1 个月左右，复查甲状腺功能尚未恢复，建议选择口服 $L-T_4$ 制剂治疗。$L-T_4$ 空腹服用吸收最佳，因此早饭前 30min 及以上顿服为宜。剂量选择与甲状腺功能减退程度有关，最低口服剂量每日 1 次，每次 12.5μg 开始，最大剂量可达每日 150～200μg。一般从最低剂量开始，逐渐增加为安全。每日 12.5μg 维持 2 周，25μg 维持 2 周，50μg 维持 2 周等。医生认为已达到甲状腺功能减退程度匹配剂量时维持 4 周，复查甲状腺功能，进行口服剂量的上下调整。笔者认为，当清晨忘记口服 $L-T_4$ 时，如果尚未超时当日中午 12 时，可以服用；如果已超过中午 12 时，即便不服用也可。有些学者认为次日补充 2 倍剂量，原则上可以接受 2 倍的剂量，但此举会增加心血管意外发生的风险。$L-T_4$ 治疗的详细原则请见"亚临床甲状腺功能减退症"章节。通常桥本病无须手术治疗，但甲状腺肿大明显、压迫气管、桥本病急性发作超过 1 年以上、发生甲状腺恶性淋巴瘤、FNA 怀疑甲状腺癌可能时，需要进行手术治疗，建议行全甲状腺切除术。

2. 中枢性甲状腺功能减退症

◆ **要点**

① 中枢性甲状腺功能减退症是永久性甲状腺功能低下，其最常见疾病是垂体腺瘤。

② 中枢性其他激素分泌减少的症状容易掩盖甲状腺功能减退症状。

③ 血清 TPO-Ab、Tg-Ab 呈阴性。

④ TRH 兴奋试验有助于鉴别病变位于甲状腺、垂体还是下丘脑。

⑤ 终身需要口服 L-T$_4$ 替代治疗。

（1）概述

中枢性甲状腺功能减退症（central hypothyroidism）是指促甲状腺激素合成、分泌以及生物学效应障碍导致的甲状腺激素分泌降低的一系列全身性低代谢综合征。其发病率较原发性甲状腺功能减退症低，主要病因是后天性。后天性原因中垂体腺瘤约占 50%，之后依次为下丘脑、垂体其他占位性病变、Sheehan 综合征、下丘脑及垂体手术后、下丘脑及垂体放射治疗后、头部外伤后、脑血管病变、结节病肉芽肿、结核感染等。先天性原因与 TSHβ 基因、TRH 受体基因、垂体细胞分化有关转录因子基因（*POU1F1*、*PROP1*、*LHX3*）突变等有关。中枢性甲状腺功能减退症是永久性甲状腺功能低下，需要终身服用甲状腺素替代治疗。

（2）症状和体征

通常情况下，出现症状比原发性甲状腺功能减退症轻，常见的有不耐寒、不活泼、皮肤干燥、脉搏徐缓、脱毛、发育迟缓等。有时垂体分泌减少的其他激素所诱发的症状掩盖了甲状腺功能减退症状，比如头痛、视力障碍、多饮、多尿等。Sheehan 综合征时，患者有产后大出血病史，无乳汁分泌、月经少或闭经、性欲减退、毛发脱落（腋毛、阴毛脱落，眉毛稀疏）、精神淡漠、反应迟钝、不喜欢活动、皮肤干燥、便秘、脉搏徐缓、贫血等。中枢性甲状腺功能减退症时，甲状腺查体触摸不到、面部表情呆滞、颜面呈水肿样、皮肤干燥、心率缓慢，有些患者出现典型的胫前黏液性水肿。

(3) 辅助检查

多数患者血清 FT_4 降低，FT_3 降低或正常，TSH 值降低或正常值下限，而血清 TPO-Ab、Tg-Ab 呈阴性。为了明确甲状腺功能减退原因可进行 TRH 负荷试验，又称为 TRH 兴奋试验，将合成 TRH 静脉注射，测定血清 TSH 浓度变化，有助于鉴别病变位于甲状腺、垂体还是下丘脑（表 2-8）。如果基础血清 TSH 值高，输注 TRH 后 TSH 值进一步增高，说明病变在甲状腺；基础血清 TSH 值低，输注 TRH 后 TSH 值无变化，说明病变在垂体；基础血清 TSH 值低，输注 TRH 后 TSH 值升高，说明病变在下丘脑。反映组织内甲状腺激素效应的血清胆固醇、CK、性激素结合球蛋白、铁蛋白、白介素 -2 受体等对诊断有一定的意义，但缺乏特异性。超声检查无甲状腺肿大，相反可能存在甲状腺萎缩。胸部 X 线可见到心包积液导致的心影扩大。MRI 或 CT 检查可明确脑部病变。

表 2-8　TRH 负荷试验

病变部位	血清基础 TSH 值	输注合成 TRH 后血清 TSH 值
甲状腺	高	增高
垂体	低	无变化
下丘脑	低	升高

(4) 治疗

补充 TRH 或 TSH 的病因疗法符合生理情况，但尚未得到认可。一般进行 $L-T_4$ 替代治疗，补充方法见第二章（P62）。当合并存在肾上腺皮质激素（ACTH）分泌不足时，先给予氢化可的松治疗 1 周后开始 $L-T_4$ 补充治疗，从最低剂量开始，后逐渐增加 $L-T_4$ 剂量。根据血清甲状腺功能测定结果，调整 $L-T_4$ 剂量，对于年龄较大、合并心脑血管疾病的患者，适当减少 $L-T_4$ 剂量。对于需要补充生长激素类药物的患者，需要调整 $L-T_4$ 剂量，因为生长激素会促进 T_4 向 T_3 的转换。由于中枢性甲状腺功能减退症是永久性甲状腺功能低下，所以需要终身 $L-T_4$ 替代治疗。对于原发性甲状腺功能减退症病因是肿瘤等引起的，可选择手术治疗。

3. 先天性甲状腺功能减退症

◆ **要点**
　① 先天性甲状腺功能减退症是终身性甲状腺功能低下。
　② 从新生儿开始规范治疗，预防发生神经系统及机体发育障碍。
　③ 口服 L–T$_4$ 制剂替代治疗，剂量调整模式与成人略不同。

　　先天性甲状腺功能减退症（congenital hypothyroidism）是指胎儿期以及围产期发生的甲状腺形态、功能异常引起的甲状腺激素分泌障碍临床综合征。发病率为 0.03% ~ 0.05%，在新生儿期就容易被发现，一般通过筛查血清 TSH 即可确诊。甲状腺激素对胎儿、新生儿、幼儿的神经系统发育不可缺少，缺乏会引起小儿发育不良及智力障碍。根据病因，可将先天性甲状腺功能减退症分为①原发性（无甲状腺、小甲状腺、甲状腺自身损害）、②中枢性（下丘脑、垂体病变）、③周围性（甲状腺激素生理效应障碍）等 3 类。原发性先天性甲状腺功能减退症，幼儿期超声检查可发现颈部小甲状腺或无甲状腺组织痕迹，但是成年期也可能发现异位甲状腺组织。成年后，遗留甲状腺组织可能发生甲状腺炎、甲状腺乳头状癌等，需要定期进行超声检查。确诊先天性甲状腺功能减退症后，一般进行 L–T$_4$ 替代治疗，纠正 TSH 恢复正常，FT$_4$ 维持在正常值上限 50% 范围内为宜。与成人不同，L–T$_4$ 补充治疗开始后 1 周、2 周、4 周后复查甲状腺功能，调整剂量。1 岁为止，每个月进行甲状腺功能测定，调整 L–T$_4$ 剂量。从 1 岁到 18 岁，每 3 个月进行甲状腺功能测定，同时定期行超声检查。从新生儿期开始积极规范治疗，大部分患者身体及神经系统发育恢复良好，见不到典型的"呆小症"特征。

4. 破坏性甲状腺炎恢复期

◆ **要点**

① 破坏性甲状腺炎恢复期是亚临床甲状腺功能减退症最常见原因。

② 甲状腺功能减退通常为一过性。

③ 必要时，口服 L–T$_4$ 制剂替代治疗。

亚急性甲状腺炎、无痛性甲状腺炎、桥本病急性发作、产后甲状腺炎等破坏性甲状腺炎恢复期可发生一过性甲状腺功能减退症。破坏性甲状腺炎恢复期（recovery phase of destructive thyroiditis）是亚临床甲状腺功能减退症最常见原因，有些病例可发生典型的甲状腺功能减退症状，甚至会出现永久性甲状腺功能减退发生。典型的症状有少汗、心动过缓、体重增加、便秘、嗜睡、反应迟钝等。大部分患者甲状腺功能减退症状不明显，检查发现甲状腺功能异常。触诊时多数患者甲状腺肿大或质地发硬。患者血清 FT$_3$ 正常，血清 FT$_4$ 正常或降低，TSH 值位于正常值上限或升高。当血清 TSH 增高，妊娠中和妊娠愿望女性均需要 L–T$_4$ 替代治疗。其余患者，1 个月后复查甲状腺功能，TSH 值＞10mU/L，需要进行 L–T$_4$ 补充治疗。TSH 值升高但小于 10mU/L，如果合并甲状腺功能减退症状、甲状腺肿、自身抗体阳性、Graves 病治疗后、年龄＜ 85 岁等情况中任何一项，均需要 L–T$_4$ 替代治疗。否则暂不需要 L–T$_4$ 治疗，6 ~ 12 个月积极观察即可。详细治疗原则请见"亚临床甲状腺功能异常"章节。

5. Van Wyk–Grumbach 综合征

◆ **要点**

① 它是长期原发性甲状腺功能减退症引起的一组临床综合征，见于儿童。

② 表现为身材矮小、智力低下、体重增加、假性性早熟、乳房发育、

阴道流血、卵巢囊肿或睾丸增大，同时出现继发性垂体瘤样改变。

③ 口服 L-T$_4$ 制剂替代治疗。

1960 年，Van Wyk 和 Grumbach 首次报道 Van Wyk-Grumbach 综合征（Van Wyk-Grumbach syndrome），是长期原发性甲状腺功能减退症而引起的一组临床综合征，见于儿童，表现为身材矮小、智力低下、体重增加等原发性甲状腺功能减退外，还出现青春期假性性早熟、乳房发育、阴道流血、卵巢囊肿或睾丸增大，同时出现继发性垂体瘤样改变。目前认为，长期的原发性甲状腺功能减退而导致下丘脑 - 垂体 - 甲状腺轴被激活，继而刺激垂体，诱发垂体假性腺瘤样改变。同时，过度释放的 TRH 促进泌乳素等性激素的释放。女童常常表现为乳房发育、卵巢发育、阴道流血、卵巢囊肿，男童则表现为睾丸异常增大。虽然原发病为甲状腺功能减退症，当临床上出现垂体瘤、睾丸增大、卵巢囊肿时，容易误诊而进行手术治疗。患者血清 FT$_3$、FT$_4$ 降低，TSH 升高；血清雌二醇、泌乳素等性激素升高或其他激素水平紊乱；脑部 MRI 可见到鞍区肿块影。当确诊为 Van Wyk-Grumbach 综合征时，一般进行 L-T$_4$ 替代治疗，纠正 TSH 恢复正常，FT$_4$ 维持在正常值上限 50% 范围内为宜。经过替代治疗后多数患者身体发育恢复良好，垂体假性腺瘤样增大开始缩小，假性性早熟逐渐消失。预防误诊，早期做出准确诊治是预后的关键。

五、亚临床甲状腺功能异常

◆ 要点

① 亚临床甲状腺功能异常可分为：亚临床甲状腺毒症和亚临床甲状腺功能减退症。

② 亚临床甲状腺毒症血清 FT$_4$、FT$_3$ 值正常或者位于正常值上限下附近，而血清 TSH 值低于正常值下限。

③ 亚临床甲状腺功能减退症血清 FT_4、FT_3 值正常或者位于正常值下限以上附近，而血清 TSH 值高于正常值上限。

④ 亚临床甲状腺毒症，当 TSH 值为 0.1～0.4mU/L，年龄＞65 岁者，或者不管任何年龄，患者合并心动过速、心房颤动等心律失常，或者骨质疏松、骨量减少等情况时需要治疗。

⑤ 亚临床甲状腺功能减退症，如果怀疑是碘摄入过多导致，停止碘的摄入；妊娠中妇女，不管 TSH 值如何，立即进行 L-T_4 替代治疗；持续性 TSH 值＞10mU/L，需要口服 L-T_4 替代治疗。

（1）概述

亚临床甲状腺功能异常（subclinical thyroid dysfunction）是指血清 FT_4 值介于正常值范围内，而血清 TSH 值高于或低于正常值上下限的病症。根据血清 TSH 值的高低，可分为亚临床甲状腺毒症和亚临床甲状腺功能减退症。通常患者无任何临床症状，多数患者因健康体检或其他原因就诊而发现。临床上，亚临床甲状腺毒症发病率低于亚临床甲状腺功能减退症。引起亚临床甲状腺毒症的常见原因有（表 2-9）：①外源性：医源性甲状腺素摄入过多；②功能亢进较轻的 Graves 病；③毒症较轻的功能性结节；④亚急性甲状腺炎、无痛性甲状腺炎等破坏性甲状腺炎急性期。而引起亚临床甲状腺功能减退症的常见原因有：①自身免疫性甲状腺炎：桥本病占总数的 60%～80%；②碘摄入过多：海带、含碘的药物、碘造影剂等；③既往甲状腺切除或 ^{131}I 治疗者；④ Graves 病抗甲状腺药物治疗后；⑤高龄；⑥亚急性甲状腺炎、无痛性甲状腺炎等恢复期；⑦抑制甲状腺功能的药物：碳酸锂、苯巴比妥、卡马西平等；⑧颈部外照射后。

表 2-9　引起亚临床甲状腺功能异常的常见原因

	亚临床甲状腺毒症	亚临床甲状腺功能减退症
原因	医源性甲状腺素摄入过多	自身免疫性甲状腺炎，桥本病为多
	功能亢进较轻的 Graves 病	碘摄入过多
	毒症较轻的功能性结节	既往甲状腺切除者

续表

	亚临床甲状腺毒症	亚临床甲状腺功能减退症
原因	破坏性甲状腺炎急性期	既往 ^{131}I 治疗者
		Graves 病抗甲状腺药物治疗后
		高龄
		亚急性甲状腺炎、无痛性甲状腺炎等恢复期
		抑制甲状腺功能的药物
		颈部外照射后

（2）症状和体征

尚缺乏临床性甲状腺毒症和甲状腺功能减退症的典型症状与体征，多数患者因健康体检或其他原因就诊而发现。亚临床甲状腺毒症患者有时会出现心动过速、心房颤动等心律失常，骨质疏松以及骨量减少。而亚临床甲状腺功能减退症患者可能出现动脉硬化、心功能异常以及血脂异常等情况。

（3）辅助检查

亚临床甲状腺毒症时：血清 FT_4、FT_3 值正常或者位于正常值上限以下附近，而血清 TSH 值低于正常值下限。如果 TSH 值＜ 0.1mU/L，说明亚临床甲状腺毒症容易变成临床性甲状腺毒症。如果既往有甲状腺癌手术史，亚临床甲状腺毒症与 TSH 抑制治疗有关。如果血清 Tg-Ab、TPO-Ab 呈阳性，说明引起毒症的原因是自身免疫性的，TR-Ab 也呈阳性，说明是 Graves 病。如果 TR-Ab 呈阴性，考虑可能为功能性结节引起，必要时行甲状腺核素显像检查。

亚临床甲状腺功能减退症时：血清 FT_4、FT_3 值正常或者位于正常值下限以上附近，而血清 TSH 值高于正常值上限。轻度亚临床甲状腺功能减退症的 TSH 值为 4.2～9.9mU/L，而重度亚临床甲状腺功能减退症的 TSH 值＞ 10mU/L。如果是桥本病引起，血清 Tg-Ab、TPO-Ab 呈阳性。

（4）治疗

亚临床甲状腺毒症的治疗：解除病因是首要原则。当 TSH 值＜ 0.1mU/L，寻找病因积极治疗，如果是 Graves 病引起，需要抗甲状腺药物、^{131}I 治疗或手术治疗；如果是甲状腺癌术后 TSH 抑制治疗引起，根据癌症复发危险度调整 $L-T_4$ 剂量。当 TSH 值为 0.1～0.4mU/L，年龄大于 65 岁者或者不管任何年龄，患者合并心动过速、心房颤动等心律失常，或者骨质疏松、骨量减少等情况时需要治疗。

亚临床甲状腺功能减退症的治疗：寻找病因，积极观察，降低对全身的影响。如果怀疑是碘摄入过多导致，停止碘的摄入，每1～2个月检测甲状腺功能变化，持续观察6个月，方可明确原因。妊娠中妇女，不管TSH值如何，立即进行L-T$_4$替代治疗，建议妊娠初期将TSH值控制在0.2～2.5mU/L，妊娠中期将TSH值控制在低于3.0mU/L为宜。妊娠愿望的女性，TSH值高于正常值上限，立即进行L-T$_4$治疗。当TSH值在2.5～4.2mU/L，如果Tg-Ab、TPO-Ab呈阳性，需要L-T$_4$治疗；如果Tg-Ab、TPO-Ab呈阴性，控制碘的摄入，1～2个月后复查FT$_4$、TSH，仍然在2.5～4.2mU/L，需要L-T$_4$治疗。其余患者可积极观察，寻找原因，1个月后复查甲状腺功能，持续性TSH值＞10mU/L时，需要进行L-T$_4$补充治疗。对于年龄＞80岁者，为了降低心脑血管意外风险，将TSH值控制在6.0～7.0mU/L为宜。对于TSH值在4.2～10mU/L的患者：①年龄＞80岁者，积极观察；②年龄在75～80岁者，将TSH值控制在6.0～8.0mU/L为宜；③年龄＜80岁者，合并糖尿病、高血压、高血脂、心脏病、心功能不全、动脉硬化以及吸烟者建议L-T$_4$治疗；④当出现甲状腺功能减退的症状、甲状腺明显肿大、自身抗体呈阳性等情况时，在自愿基础上也可口服L-T$_4$治疗。L-T$_4$治疗期间，每4周复查甲状腺功能，调整L-T$_4$剂量，达标后每6个月复查甲状腺功能。多数亚临床甲状腺功能减退症患者年龄较大，心脑血管意外发生风险较大，建议L-T治疗后将TSH值控制在4.0～6.0mU/L为宜。

六、甲状腺功能异常相关急症

1. 甲状腺危象

◆ 要点

① 甲状腺危象是指各种原因导致甲状腺激素大量进入血液循环内，导致甲状腺毒症急性加重的临床综合征。

② 常常表现为：高热（38℃以上）、大汗、心动过速（120 次 /min 以上）、烦躁、焦虑不安、谵妄、恶心、呕吐、腹泻、心力衰竭（肺水肿）、休克及昏迷等。

③ 甲状腺危象的诊断主要依靠临床表现综合判断。

④ 尽早发现，尽早开始治疗，才能有效降低死亡。

(1) 概述

甲状腺危象（thyroid storm）是指各种原因导致甲状腺激素大量进入血液循环内，导致甲状腺毒症急性加重的临床综合征，以往将其称为"甲亢危象"，其实该病不限于发生在原发性甲状腺功能亢进症中。甲状腺危象的发生与甲状腺毒症和诱因密切相关。Graves 病、破坏性甲状腺炎、TSH 分泌型垂体瘤等甲状腺毒症控制不良时，感染、手术、精神刺激、创伤等诱因极易诱发该症。常见诱因依次为：①抗甲状腺药物服用中断或不规律；②甲状腺手术；③同位素治疗；④大量服用甲状腺素制剂；⑤感染；⑥外伤；⑦其他脏器手术；⑧糖尿病；⑨肾上腺皮质功能不全；⑩含碘造影剂的应用；⑪强烈情绪波动、激烈运动；⑫分娩、拔牙等。该症发生与年龄无关，任何年龄阶段都可见到。发病后死亡率约 20%，即便未死亡，有些患者预后留有严重的后遗症。

(2) 症状和体征

常常表现为：高热（38℃以上），大汗、心动过速（120 次 /min 以上），烦躁、焦虑不安、谵妄、恶心、呕吐、腹泻、心力衰竭（肺水肿）、休克及昏迷等。如果原发病症为 Graves 病，可见到眼球突出、甲状腺肿大。

(3) 辅助检查

甲状腺危象的诊断主要依靠临床表现综合判断。血清 FT_4、FT_3、TSH 水平与甲状腺危象危重程度无关，FT_3/FT_4 值下降可能对判断危重有一定意义。如果原发病症为 Graves 病，则血清 TR–Ab 呈阳性，甲状腺超声检查血流增加。血常规、肝肾功、离子等检查出现异常。

(4) 治疗

重要原则是尽早发现该症，尽早开始治疗。①解除病因治疗：合并感染者控制感染，避免精神刺激，避免活动，物理降温（避免用解热镇痛剂），必要时进行人工冬眠。②抑制外周组织中 T_4 向 T_3 转换，PTU 首剂 600mg 口服或经胃管注入，后每次 200mg，每 8h 口服 1 次（优先推荐）；或者 MMI 首剂 60mg 口服，后每次 20mg，每 8h 1 次。③碘剂：碘化钠 1.0g，溶于 500mL 液体中静点，第一个 24h 可用 1~3g；或者服用抗甲状腺药物 1h 后开始服用复方碘溶液 5 滴，每 6h1 次。④β 受体阻断剂：无心力衰竭者可使用普萘洛尔 20~40mg，每 6h 1 次。⑤糖皮质激素：地塞米松，2mg，每 6~8h 静滴 1 次，或者氢化可的松 50~100mg，每 6~8h 静滴 1 次。⑥上述治疗效果不佳时，可选用腹膜透析、血液透析、血浆置换等透析疗法。⑦多学科联合，加强管理呼吸、循环、神经等重要系统，积极对症处理全身各种状态。

2. 黏液性水肿昏迷

◆ **要点**

① 黏液性水肿昏迷是指各种原因导致重度甲状腺功能减退症进一步加重，出现低体温、呼吸循环衰竭，甚至中枢神经功能障碍的临床急症。

② 常常表现为意识障碍和低体温。

③ 替代治疗有效，首剂可选择静脉给予 L-T_4 或 L-T_3，患者清醒后改为口服 L-T_4。

(1) 概述

黏液性水肿昏迷（myxedema coma）是指各种原因导致重度甲状腺功能减退症进一步加重，出现低体温、呼吸循环衰竭、甚至中枢神经功能障碍的临床急症。基础疾病中最常见的是原发性甲状腺功能减退症（桥本病），依次为中枢性甲状腺功能减退症（垂体前叶功能障碍）、全甲状腺切除术后、^{131}I 治疗后、颈部放射照射后、药物性甲状腺功能减退（碳酸锂、胺碘酮）等。重度甲状腺功能低下基础上，各种原因都可诱发该症。常见诱因有：①寒冷暴露；②感染：败血症；③心肌梗死、心功能不全；④消化道出血；⑤外伤；

⑥代谢紊乱：低血糖、低钠等；⑦药物应急：麻醉药、精神药、助睡眠药等。甲状腺功能减退导致体内产热不足及基础代谢降低，出现低体温。而寒冷时，甲状腺激素的需求量进一步增加，所以该症冬季高发。女性多于男性，年龄45岁以上多见，死亡率25%以上。

（2）症状和体征

最常见表现为：意识障碍和低体温。体温常常低于35.7℃，甚至低于35℃。呼吸浅慢，呈低通气状态，心率变慢，呈低血压。意识障碍表现为嗜睡、意识模糊、昏睡、昏迷、谵妄等均可出现，一般格拉斯哥昏迷评分（Glasgow coma scale，GCS）低于12分。同时，存在甲状腺功能减退症的一般性表现：皮肤干燥、少汗、黏液性水肿面容、反应迟钝、眼睑浮肿、下肢浮肿（无压痕）等症状和体征。

（3）辅助检查

血清FT_4、FT_3呈低值，而TSH升高，中枢性甲状腺功能减退症TSH正常或低下。血常规检查三系减少或红细胞、白细胞减少。血生化检查呈低血糖、低钠血症、CK升高。心电图提示心动过缓、低电压。胸片提示胸水、心影扩大（心包积液）。脑部CT、MRI检查一般无阳性征象。有时脑电图呈慢波形、波幅下降。

（4）治疗

①替代治疗：将$L-T_4$首次静脉注射300～500μg，继而每日静脉注射50～100μg，患者清醒后改为$L-T_4$口服制剂。或者开始选择静脉滴注$L-T_3$，每次10μg，每4～6h 1次，患者清醒后改为$L-T_4$口服制剂。与$L-T_4$相比，$L-T_3$起效快、作用强，但是血药浓度变化剧烈，过量时对心脑血管影响较大。也可选择开始时一同给予$L-T_4$和$L-T_3$的给药方法，该方法理论上很好地取长补短$L-T_4$和$L-T_3$的利弊，但目前缺乏推荐证据。②保证呼吸道通畅，必要时进行气管切开，呼吸机辅助呼吸。③纠正低血压、低钠血症，纠正电解质紊乱，监测中心静脉压的基础上控制输液量。④由于意识障碍，容易出现吸入性肺炎，防止出现肺部感染引起的败血症，必要时给予抗菌药物。⑤保持体温，但不建议加热。⑥去除诱因：麻醉药、精神药、助睡眠药等诱发时，停止继续服用。⑦可给予氢化可的松类药物，减轻应激反应。通过积极治疗，多数患者中枢神经功能障碍可完全恢复。

七、非甲状腺疾病综合征（NTIS）：低 T_3 综合征

◆ 要点

① NITS 是指非甲状腺疾病引起的甲状腺功能指标异常的一组临床综合征。

② 其典型的甲状腺功能结果为，血清总 T_3、FT_3 呈低值，而血清 rT_3 值升高。

③ 除了原发病的症状和体征外，低 T_3 综合征无特异性表现。

④ 积极治疗原发病，解除病因是主要治疗原则。

（1）概述

非甲状腺疾病综合征（NTIS）是指非甲状腺疾病引起的甲状腺功能指标异常的一组临床综合征。其典型的甲状腺功能表现为血清总 T_3、FT_3 呈低值，因此，也被称为低 T_3 综合征。发病机制是：① $5'$ – 脱碘酶的活性变化：Ⅰ型碘化甲状腺原氨酸 $5'$ – 脱碘酶（D1）和Ⅱ型碘化甲状腺原氨酸 $5'$ – 脱碘酶（D2）活性受到抑制或含量下降，组织中 T_4 转化为 T_3 减少，血清 T_3 值下降，同时激活 T_4 内环脱碘酶，T_4 转换为 rT_3 增加，因而血清 rT_3 值升高。Ⅲ型碘化甲状腺原氨酸 $5'$ – 脱碘酶（D3）是灭活甲状腺激素的重要脱碘酶，主要功能是把 T_4 转换为 rT_3、把 T_3 转换为 T_2，其活性发生改变。② TRH–TSH 轴功能异常：各种原因导致 TRH 的合成分泌低下，继而 TSH 水平下降，可能是下丘脑对甲状腺激素的负反馈反应能力受损或者是垂体对甲状腺激素的反馈调节无反应。③甲状腺激素结合球蛋白减少：重症疾病或应激状态下，机体合成甲状腺激素结合球蛋白减少，或者血清甲状腺激素结合球蛋白的结合能力降低所致。④硒缺乏、白细胞介素–6（IL-6）及肿瘤坏死因子 – α（TNF- α）等也可能参与低 T_3 综合征的发生。多种原因可诱发低 T_3 综合征的发生：①营养状态差：长时间饥饿、绝食、神经源性厌食症等；②全身性及消耗性疾病：败血症、急性心肌梗死、心功能不全、肝硬化、肝功能衰竭、肾衰竭、

恶病质等；③手术应激：器官移植手术、骨髓移植手术、严重的外伤、高难度外科手术等；④药物诱发：类固醇类、β受体阻断剂、多巴胺等。

(2) 症状和体征

除了原发病的症状和体征外，低 T_3 综合征无特异性症状，也无甲状腺肿大等表现。

(3) 辅助检查

患者血清总 T_3、FT_3 降低，而总 T_4、FT_4、TSH 正常。如果原发病较重，也可能出现总 T_4、FT_4 降低情况。血清 Tg-Ab、TPO-Ab、TR-Ab 呈阴性，个别患者合并甲状腺自身免疫性疾病者，可能呈阳性。如果血清 T_3、T_4、TSH 值越来越低，而血清 rT_3 值越来越高，说明预后极差。其他阳性检查结果与原发病有关。

(4) 治疗

积极治疗原发病，解除病因是主要治疗原则。低 T_3 综合征被认为是机体在重症状态下的自我保护，因此补充 $L-T_3$ 或 $L-T_4$ 治疗有害而无益。危重疾病时，除了血清 T_3 降低，血清 T_4 的降低是预后不良的标志。但某些状态下（比如严重的败血症），血清 T_3、T_4 极度低下，此时若不进行甲状腺素补充治疗，可能适得其反。如果认为补充 $L-T_3$ 或 $L-T_4$ 治疗有害，补充合成 TRH 可以使血清 TSH 水平正常化，最终血清 T_3、T_4 恢复正常，也许这是一种有效的治疗手段。

八、甲状腺结节相关疾病

甲状腺内出现一个或多个组织结构异常的团块被称为甲状腺结节（thyroid nodule）（图 2-12）。大多数甲状腺结节无临床症状，当结节增大、增多或合并甲状腺肿大时，可能出现呼吸困难、吞咽困难等压迫症状，合并甲状腺功能亢进时出现甲状腺毒症表现（表 2-10）。甲状腺结节中大部分为良性结节，5%~15% 的为恶性结节。甲状腺恶性结节，即甲状腺癌，根据病理类型可分为乳头状癌、滤泡状癌、髓样癌、低分化癌、未分化癌、恶性淋巴瘤等。其中乳头状癌和滤泡状癌统称为分化型甲状腺癌（differentiated thyroid cancer），约占甲状腺癌的 90%。以下危险因素提示甲状腺结节为恶性可能：

①男性；②儿童；③成人年龄大于 60 岁或小于 30 岁；④甲状腺癌家族史；⑤童年期颈部放射线照射史或核辐射史；⑥结节增长迅速；⑦伴有声音嘶哑、呼吸困难及吞咽困难；⑧结节质地硬、形状不规则、活动度差；⑨出现颈部淋巴结肿大。当甲状腺结节合并甲状腺肿大或甲状腺结节性肿大时，称为结节性甲状腺肿。根据结节有无功能可分为毒性结节性甲状腺肿和非毒性结节性甲状腺肿。

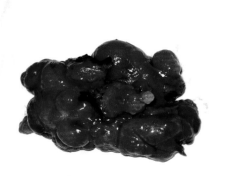

图 2-12　**甲状腺结节**

甲状腺内出现多个、大小不一、组织结构异常团块，部分边界清晰、表面光滑，部分呈囊性变、钙化、纤维化。

表 2-10　**根据肿大性质的甲状腺疾病分类**

肿大类型	疾病分类
弥漫性肿大	单纯性甲状腺肿
	桥本病
	腺瘤样甲状腺肿
	Graves 病
结节性肿大	腺瘤
	腺瘤样甲状腺肿
	腺瘤样结节

续表

肿大类型	疾病分类
结节性肿大	甲状腺囊肿
	乳头状癌
	滤泡状癌
	髓样癌
	低分化癌
	未分化癌
	恶性淋巴瘤

1. 非毒性结节性甲状腺肿

◆ **要点**

① 患者表现为甲状腺结节和颈部肿大。

② 血清 FT_4、FT_3、TSH 正常。

③ 无须特殊治疗，每 12 个月复查甲状腺功能及超声检查即可。

④ 当出现以下情况：怀疑恶变者；继发甲状腺功能亢进；压迫周围组织引起临床症状者；胸骨后甲状腺肿；巨大甲状腺肿影响外观、工作、生活者，建议手术治疗。

（1）概述

非毒性结节性甲状腺肿（nontoxic nodular goiter）是指无甲状腺功能异常的甲状腺结节性肿大。发病原因目前尚不清楚，可能与环境因素、遗传因素、自身因素等有关。常见环境因素包括碘不足或过量、吸烟、碳酸锂等；自身因素包括女性激素、胰岛素类生长因子、TSH刺激引起的过度增生等；遗传因素包括Tg基因、TPO基因异常等。结节大小形态不一，常常出现囊性改变，也可合并出血、坏死、钙化、纤维化等退行性改变。镜下部分滤泡上皮呈柱状或乳头状增生，小滤泡形成，胶质贮积，间质纤维组织增生，并间隔包绕形成大小不一的结节状病灶（图2-13）。

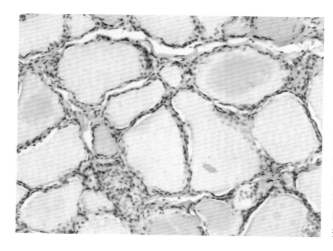

图 2-13　**结节性甲状腺肿**
部分滤泡上皮呈柱状或乳头状增生，小滤泡形成，胶质贮积，间质纤维组织增生，并间隔包绕形成大小不一的结节状病灶。

（2）症状和体征

多数患者无临床症状，有时检查发现颈部肿大和甲状腺结节。当结节、甲状腺肿进一步进展，压迫邻近器官时，出现憋气、呼吸困难、吞咽困难等症状。向胸骨后发展，呼吸困难进一步加重。不同于弥漫性甲状腺肿，甲状腺肿大多数患者呈非对称性，可随吞咽上下活动，如果活动性差，警惕甲状腺癌的可能。当结节性甲状腺肿向纵隔内进展，患者 Pemberton 征呈阳性。

（3）辅助检查

患者血清 FT_4、FT_3、TSH 正常，有时血清 Tg-Ab、TPO-Ab 呈阳性，提示合并桥本病。超声检查结节形态规则、边界清晰，多数合并小囊泡，或呈海绵样改变，结节内血流不丰富，有时合并钙化、纤维化。颈部软组织 X 线可辅助确定有无气管受压、移位及狭窄。CT（或 MRI）检查可以显示甲状腺结节与周围组织的解剖关系，尤其是判断胸骨后甲状腺肿在纵隔内深度，以及大血管之间的解剖关系。对于可疑结节可进行 FNA 明确诊断。

（4）治疗

一般无须特殊治疗，每 12 个月复查甲状腺功能及超声检查即可。以往给予 L-T_4 进行 TSH 抑制治疗，拟缩小肿大的腺体，但该法疗效甚微，并且增加心脑血管意外风险以及绝经期妇女骨质疏松和骨折风险，不建议选择。同样，不建议应用 ^{131}I 缩小甲状腺肿治疗。对于以下情况建议手术治疗：①怀疑恶变者；②继发甲状腺功能亢进；③压迫周围组织引起临床症状者；④胸骨后甲状腺肿；⑤巨大甲状腺肿影响外观、工作、生活者（图 2-14）。对于单侧病变者，可以行腺叶切除术；对于双侧病变建议行全 / 近全甲状腺切除术。全甲状腺切除术后，给予 $L-T_4$ 替代治疗。

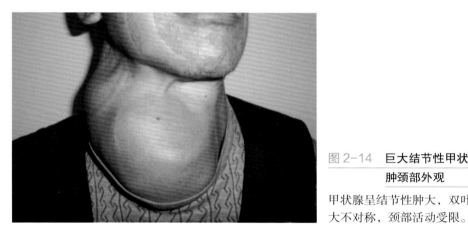

图 2-14 **巨大结节性甲状腺肿颈部外观**

甲状腺呈结节性肿大，双叶肿大不对称，颈部活动受限。

2. 甲状腺腺瘤（甲状腺滤泡性腺瘤）

◆ **要点**

① 滤泡性腺瘤是滤泡性肿瘤的一种。

② 术前 FNA、术中快速病理检查都很难区分滤泡性腺瘤、滤泡癌、交界性滤泡性肿瘤三者。

③ 患者血清 FT_4、FT_3、TSH 正常。

④ 当出现以下情况：直径＞ 3cm 者（滤泡癌可能性增加）；继发甲状腺功能亢进；观察过程中，肿瘤进行性增大；向胸骨后进展，建议手术治疗。

（1）概述

甲状腺腺瘤（thyroid adenoma）是良性肿瘤，其中最常见的是滤泡性腺瘤（follicular adenoma）。滤泡性腺瘤是滤泡性肿瘤的一种。滤泡性肿瘤是指甲状腺结节中具有滤泡结构的肿瘤性病变。根据病理类型可分为：①滤泡性腺瘤（图 2-15、图 2-16）；②滤泡癌；③交界性滤泡性肿瘤。术前 FNA、术中快速病理检查都很难区分滤泡性腺瘤、滤泡癌、交界性滤泡性肿瘤三者，判读滤泡性肿瘤是良性、恶性以及交界性时，除了认识肿瘤细胞的特征外，主要观察肿瘤是否对包膜有侵袭以及侵袭的程度。因此，只有通过术后充分取材，或者辅助进行免疫组化，才能明确诊断滤泡性肿瘤性质。滤泡性腺瘤根据病理类型可分为：①嗜酸细胞型滤泡性腺瘤；②透明细胞型滤泡性腺瘤；③异性腺瘤。

（2）症状和体征

多数患者无临床症状，有时体检发现甲状腺单发肿瘤。肿瘤进一步进展可见到颈部一包块，压迫邻近器官时可出现憋气、呼吸困难、吞咽困难等症状（图 2-17）。部分腺瘤继发甲状腺功能亢进，出现相应的甲状腺毒症表现。查体：颈前包块，质地中等，活动度良好，随吞咽上下活动，如果质地硬、活动度差，恶性可能性增加。

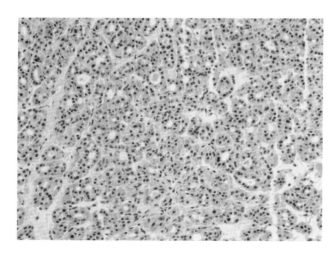

图 2-15　**滤泡性腺瘤（1）**

肿瘤组织包膜完整，由大小一致、排列拥挤、内含胶质的滤泡样组织构成，与正常甲状腺滤泡较为相似。

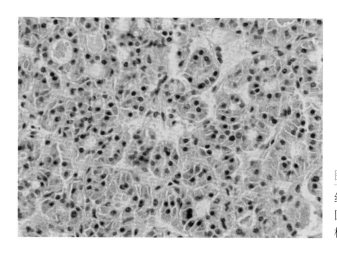

图 2-16 **滤泡性腺瘤（2）**
细胞单层排列，细胞核大而
圆，异型性不显著，无核沟及
核内假包涵体。

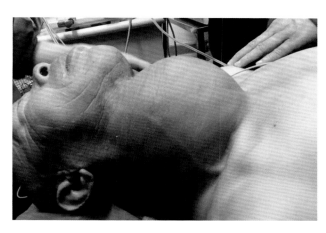

图 2-17 **巨大甲状腺腺瘤外观**
颈部巨大单发包块，边界清
晰，患者合并呼吸困难。

（3）辅助检查

多数患者血清 FT_4、FT_3、TSH 正常。继发甲状腺功能亢进时 FT_4 升高，
TSH 降低，血清 TR-Ab 呈阴性，血清 Tg-Ab、TPO-Ab 呈阳性或阴性。超声
检查甲状腺结节形态规则，边界清晰，内部回声均匀，一般结节内血流不丰
富，如果血流较周围甲状腺组织丰富，恶性可能性增加。颈部软组织 X 线可
辅助确定有无气管受压、移位及狭窄。CT 检查可以显示甲状腺腺瘤与周围组
织的解剖关系（图 2-18）。术前 FNA 可提供滤泡性肿瘤诊断，但无法区分是
滤泡性腺瘤、滤泡癌或是交界性滤泡性肿瘤。

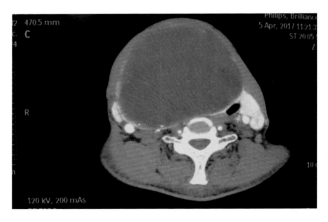

图 2-18　颈 CT 检查

CT 显示巨大甲状腺单发肿块，边界清晰，压迫气管导致气管明显向左移位。

（4）治疗

以往给予 L-T$_4$ 进行 TSH 抑制治疗，拟缩小肿瘤，现已摒弃。对于较小的结节可进行积极观察，定期行超声检查，观察增长趋势，检测血清 Tg 有无上升趋势。对于以下情况建议手术治疗（图 2-19、图 2-20）：①直径 > 3cm 者，滤泡癌可能性增加；②继发甲状腺功能亢进；③观察过程中，肿瘤进行性增大；④向胸骨后进展。对于单侧病变者，可以行腺叶切除术；对于双侧病变建议行全甲状腺切除术。全甲状腺切除术后，给予 L-T$_4$ 替代治疗。

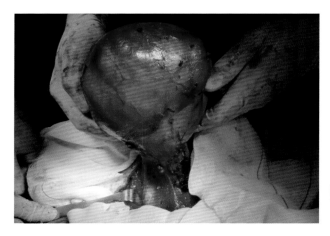

图 2-19　巨大甲状腺腺瘤手术中

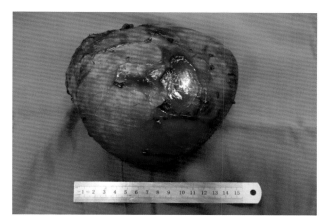

图 2-20　**巨大甲状腺腺瘤切除标本外观**

甲状腺单发肿块，呈类圆形，边界清晰，具有完整的包膜。

3. 甲状腺乳头状癌

◆ **要点**

① 甲状腺癌最常见的病理类型是乳头状癌，约占总数的 90%。

② 乳头状癌容易出现颈淋巴结转移。

③ 多数患者血清 FT_4、FT_3、TSH 正常，血清 Tg 升高或正常。

④ 手术治疗为最有效的手段，甲状腺切除方式包括：甲状腺腺叶 + 峡部切除术和全 / 近全甲状腺切除术。

⑤ 不管是否存在中央区淋巴结转移，均建议行患侧中央区淋巴结清扫术。

⑥ 根据患者肿瘤复发危险度和 TSH 抑制治疗的副作用风险，确定术后 TSH 抑制治疗的个体化目标。

⑦ 出现以下情况提示预后较差：肿瘤直径 > 5cm；转移淋巴结直径 ≥ 3cm；淋巴结转移呈串珠状或片状融合；浸润颈内静脉、颈总动脉、神经（喉返神经等）以及椎前筋膜；侵犯气管、食管脏面及实质；合并远处转移。

⑧ 全甲状腺清除（手术和 ^{131}I 治疗）的患者而言，血清 Tg 水平可预测术后癌灶残留或复发。

⑨ 笔者建议，符合条件的微小乳头状癌应选择积极观察。

（1）概述

甲状腺癌最常见的病理类型是乳头状癌（papillary thyroid carcinoma），约占总数的90%。女性多见，男女比为 1：5~1：7。甲状腺乳头状癌来源于甲状腺滤泡上皮，呈乳头状结构，肿瘤细胞具有典型的核特征（图 2-21 ~ 图 2-24）。根据病理特征分为几个亚型：①滤泡型乳头状癌；②大滤泡型乳头状癌；③嗜酸细胞型乳头状癌；④弥漫硬化型乳头状癌；⑤高柱状细胞型乳头状癌；⑥筛型乳头状癌；⑦实体型乳头状癌；⑧鞋钉型、透明细胞型、筋膜炎间质型、梭形细胞型乳头状癌等。其中，直径≤ 1cm 的称之为甲状腺微小乳头状癌。甲状腺乳头状癌容易出现淋巴结转移、肺转移及骨转移，但预后较好。当出现以下情况提示预后较差：①肿瘤直径＞ 5cm；②转移淋巴结直径≥ 3cm；③淋巴结转移呈串珠状或片状融合；④浸润颈内静脉、颈总动脉、神经（喉返神经等）以及椎前筋膜；⑤侵犯气管、食管脏面及实质；⑥合并远处转移。

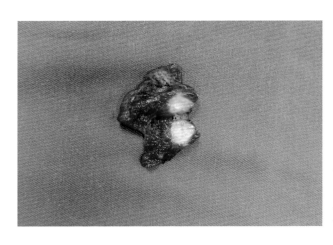

图 2-21 **甲状腺乳头状癌组织剖面图（1）**

肿瘤呈圆形，切面灰白色，无包膜，肿瘤组织质地硬。

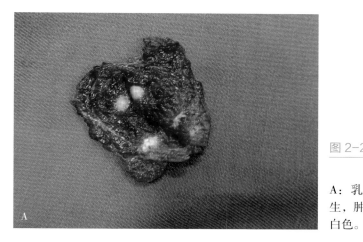

图 2-22　**甲状腺乳头状癌组织剖面图（2）**

A：乳头状癌常常多中心发生，肿瘤大小不一，切面呈灰白色。

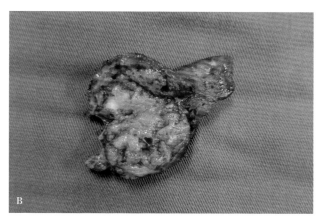

B：部分乳头状癌具有完整的囊，囊内可见肿瘤组织，呈乳头状排列，质地脆。

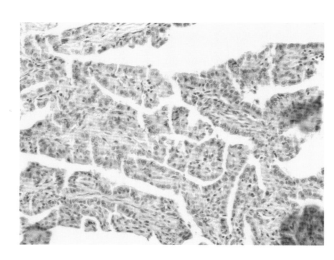

图 2-23　**甲状腺乳头状癌病理（1）**

不规则乳头状排列，乳头中心有纤维血管间质。

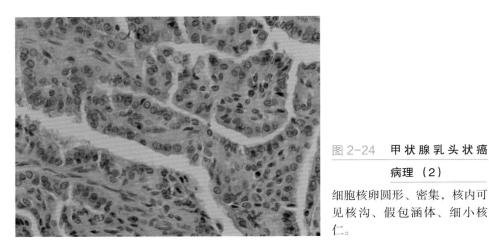

图 2-24 **甲状腺乳头状癌病理（2）**

细胞核卵圆形、密集，核内可见核沟、假包涵体、细小核仁。

（2）症状和体征

甲状腺乳头状癌患者多数无自觉症状，经体检发现甲状腺结节，进一步行 FNA 后确诊为乳头状癌。出现症状时，一般表现为颈部肿物，当肿瘤侵犯周围脏器时出现声音嘶哑、发声困难、呼吸困难、吞咽困难等，有时转移淋巴结较大时，可自行触摸到颈部包块。侵犯交感神经可引起 Horner 综合征，侵犯颈丛神经可出现颈肩部处疼痛。肿瘤向肺部、骨转移后，可出现咳嗽、血痰、疼痛、骨折等。除了晚期乳头状癌患者外，极少出现消瘦、恶病质等全身症状。肿瘤较大时，甲状腺内可触及质地硬、边界不清、活动度差的结节，出现淋巴结转移后颈部触及大小不一、质地不等的肿大淋巴结。

（3）辅助检查

多数患者血清 FT_4、FT_3、TSH 值正常，血清 TR-Ab 呈阴性，血清 Tg-Ab、TPO-Ab 呈阳性或阴性。血清 Tg 升高或正常。术前血清 Tg 意义有限，但对乳头状癌进行全甲状腺清除（手术和 ^{131}I 治疗）的患者而言，血清 Tg 水平可预测术后癌灶残留或复发。超声检查提示实性低回声结节、结节形态和边缘不规则、纵横比＞1、微小钙化、针尖样弥散分布或簇状分布的钙化、结节内血供丰富，考虑为恶性；如果淋巴结呈圆形、边界不规则或模糊、内部回声不均、内部出现钙化、皮髓质分界不清、淋巴门消失或囊性变等考虑淋巴结内癌转移。CT 和 MRI 检查显示肿瘤与周围组织的解剖关系，以及颈部淋巴结的位置、大小、数量等，进行增强薄层扫描，不仅辅助确定疾病分期，还有助于制订手术范围。超声引导下行 FNA，镜下可见到乳头状、单层合胞体状、三维细胞簇状排列的细胞；肿瘤细胞呈立方体、柱状、多角形、梭形形态；细胞核大、不规则，染色质呈粉尘状，可见靠近核膜的小核仁，常见核沟、核内假包涵体、多核巨细胞、砂粒体等。

(4) 治疗

甲状腺乳头状癌和滤泡状癌统称为分化型甲状腺癌，它们的治疗方法几乎一致，略有差异。以下是分化型甲状腺癌的治疗策略，包括：微小乳头状癌的积极观察策略、手术治疗、术后 ^{131}I 治疗、术后 TSH 抑制治疗以及术后定期随访。

微小乳头状癌的积极观察策略：对于直径 ≤ 1cm，无转移、浸润征象的超低危甲状腺乳头状癌患者，经过详细介绍非手术治疗的优缺点，本人充分理解并自愿接受的基础上，可以进行积极观察。日本 2018 版《甲状腺肿瘤诊疗指南》推荐极低危（$T_{1a}N_0M_0$）微小乳头状癌可进行积极观察。中国 2012 版《甲状腺结节和分化型甲状腺癌诊治指南》中尚无此选项。关于微小乳头状癌积极观察策略详情请见第三章（P141）。

手术治疗：分化型甲状腺癌手术治疗包括甲状腺手术和区域淋巴结清扫手术。其中甲状腺手术方式包括：甲状腺腺叶 + 峡部切除术和全 / 近全甲状腺切除术；而区域淋巴结清扫手术方式包括：中央区淋巴结清扫术（Ⅵ区）和侧颈区（Ⅱ区、Ⅲ区、Ⅳ区、Ⅴ区，有时涉及Ⅰ区和Ⅶ区）淋巴结清扫术。甲状腺手术方式选择根据临床 TNM 分期、肿瘤复发危险度、各种术式的利弊及患者意愿，决定甲状腺切除范围；而颈淋巴结清扫手术方式根据患者年龄、淋巴结转移数目等决定。中国 2012 版《甲状腺结节和分化型甲状腺癌诊治指南》规定，低危组、局限于一侧腺叶内的单发分化型甲状腺癌、肿瘤原发灶 ≤ 1cm、无童年头颈部放射线接触史、无颈部淋巴结转移、无远处转移、对侧腺叶内无结节可选择进行甲状腺腺叶 + 峡部切除术；肿瘤原发灶 > 4cm、多癌灶，尤其是双侧癌灶、不良病理亚型、已有远处转移，需行术后 ^{131}I 治疗者、伴有双侧颈部淋巴结转移、伴有腺外侵犯、童年期头颈部放射线照射史等建议行全 / 近全甲状腺切除术；对于肿瘤最大直径为 1 ~ 4cm 者，根据 TNM 分期、复发危险度决定行腺叶 + 峡部切除术还是全 / 近全甲状腺切除术。两种甲状腺切除方式各有利弊，腺叶切除 + 峡部切除术优势：保留了部分甲状腺功能，术中利于保护甲状旁腺功能、减少对侧喉返神经损伤；缺点：可能遗漏对侧腺叶内的微小病灶（乳头状癌常常是多灶起源）、不利于术后通过 Tg 监控病情。全 / 近全甲状腺切除术优势：彻底解决了多灶性病变问题、利于术后监控肿瘤的复发和转移、利于术后 [131]I 治疗、减少复发和再次手术概率、增加术后评估的准确性；缺点：永久性甲状腺功能减退、喉返神经损伤概率增加、甲状旁腺功能受损风险增大。分化型甲状腺癌患者有效保留甲状旁腺和喉返神经情况下，行病灶同侧中央区（Ⅵ区）淋巴结清扫术（图 2-25、图 2-26）。对于侧颈区（Ⅱ区、Ⅲ区、Ⅳ区、Ⅴ区）转移的患者，才建议行侧颈区淋巴结清扫术，其中部分患者可进行选择性侧颈淋巴结清扫术（图 2-27、图 2-28）。综上所述，目前肯定的最小可接受的手术方式是：甲状腺腺叶、峡部切除 + 患侧中央区淋巴结清扫术。其余手术方式结合患者年龄、TNM 分期、肿瘤复发风险、各种术式的利弊以及患者意愿而选择。

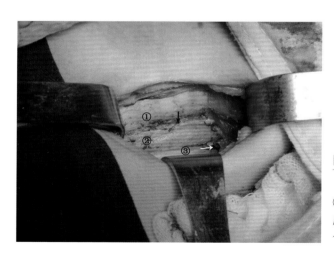

图 2-25　甲状腺左叶切除同侧
　　　　　中央区淋巴结清扫术

①气管；②食管；③颈总动脉；黑色箭头为喉返神经；白色箭头为左侧上位甲状旁腺。

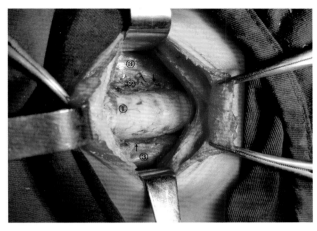

图 2-26 **全甲状腺切除 + 双侧中央区淋巴结清扫术**

①气管；②食管；③颈总动脉；黑色箭头为双侧喉返神经。

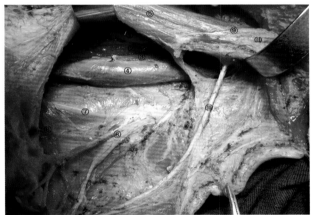

图 2-27 **左颈淋巴结清扫术**

①气管；②食管；③颈总动脉；④颈内静脉；⑤胸锁乳突肌；⑥颈横血管；⑦膈神经；⑧锁骨上神经及其分支；⑨耳大神经；⑩副神经；⑪枕小神经。

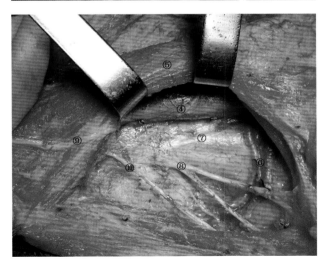

图 2-28 **右颈淋巴结清扫术**

④颈内静脉；⑤胸锁乳突肌；⑥颈横血管；⑦膈神经；⑧锁骨上神经及其分支；⑨耳大神经；⑩副神经。

术后 ^{131}I 治疗：包括 ^{131}I 清除甲状腺治疗和 ^{131}I 清除病灶治疗。全 / 近全甲状腺切除术虽然切除了肉眼可见的甲状腺组织，但甲状腺床周围还会残留一些组织和细胞。^{131}I 清除甲状腺治疗的意义：便于通过血清 Tg 水平和核素全身显像，监控肿瘤复发；不仅是 ^{131}I 清除癌灶治疗的基础，也消灭了部分潜在癌灶。对于 ^{131}I 清除甲状腺治疗的适应证，国内外分歧较大，从甲状腺清除治疗的意义上来讲，全甲状腺切除的患者均可接受，但这会过度放大了 ^{131}I 清除甲状腺治疗的疗效。笔者认为肿瘤腺体外浸润、颈淋巴结转移以及远处转移的全甲状腺切除患者应选择行 ^{131}I 清除甲状腺治疗。妊娠期、哺乳期、计划 6 个月内妊娠以及无法依从辐射防护指导者，禁忌进行 ^{131}I 清除甲状腺治疗。^{131}I 清除甲状腺治疗选择在手术后 6 ~ 12 周进行为宜，为了使残留甲状腺组织和癌细胞更好地摄取 ^{131}I，需要提升至血清 TSH 值 > 30mU/L。具体方法：①严格限制含碘食物；②手术后不服用 L–T$_4$ 或停用 L–T$_4$；③或者清除甲状腺治疗前 2 天开始，每日肌肉注射重组人 TSH（rhTSH），每次 0.9mg。^{131}I 清除病灶治疗适用于无法手术切除，但具备摄碘功能的转移灶。首次 ^{131}I 清除病灶治疗应在 ^{131}I 清除甲状腺治疗 3 个月后进行。治疗剂量较 ^{131}I 清除甲状腺治疗剂量大，掌握好辐射剂量和药物安全性非常重要。常见的副作用有：乏力、颈部肿胀、味觉改变、唾液腺损伤（口干以及咽部不适）、胃肠道反应（恶心、呕吐及腹部不适）、鼻泪管堵塞、骨髓抑制、肾功能异常等。治疗期间严格听从辐射防护指导，治疗开始 2 周内避免接触他人，独居为好，控制含碘食物，多饮水，多食水果、蔬菜，预防感染发生。^{131}I 治疗后 6 ~ 12 个月避免妊娠。分化型甲状腺癌患者 ^{131}I 治疗后 24 ~ 72h 可开始口服 L–T$_4$。

术后 TSH 抑制治疗：抑制血清 TSH，不仅降低癌症复发风险，还可提高生存率。因此，分化型甲状腺癌患者术后应行 TSH 抑制治疗，治疗药物建议口服 L–T$_4$ 制剂。L–T$_4$ 空腹服用吸收最佳，因此早饭前 30min 及以上顿服为宜。L–T$_4$ 剂量根据 TSH 抑制目标调整，存在个体差异。开始 L–T$_4$ 治疗后，每 4 周测定血清 TSH，调整口服剂量。众多研究肯定了 TSH 抑制治疗的疗效，同时也发现了抑制治疗相关的副作用。长期 TSH 抑制治疗会增加心血管相关事件发生率和死亡风险，也增加绝经后妇女骨质疏松症的发生率及骨折风险，甚至引起患者的认知功能损害。认知功能损害有关讨论请见第三章（P153）。抑制治疗副作用风险评估，低危组：①中青年；②无症状者；③无心血管疾病；④无心律失常；⑤无肾上腺素能受体激动的症状或体征；⑥无心血管疾病危险因素；⑦无合并疾病；⑧绝经前妇女；⑨骨密度正常；⑩无骨质疏松的危险因素。中危组：①中年；②高血压；③有肾上腺素能受体激动的症状或体征；④吸烟；⑤存在心血管疾病危险因素或糖尿病；⑥围绝经期妇女；⑦骨量减少；⑧存在骨质疏松的危险因素。高危组：①临床心脏病；②老年；③绝经后妇女；④伴发其他严重疾病。复发风险高中危者，不管 TSH 抑制治疗风险如何，建议 TSH ＜ 0.1mU/L；复发风险低危而 TSH 抑制治疗风险高中危者，建议 TSH 0.5～1.0mU/L；复发风险低危而 TSH 抑制治疗风险低危者，建议 TSH 0.1～0.5mU/L。根据患者肿瘤复发危险度和 TSH 抑制治疗的副作用风险，确定术后 TSH 抑制治疗的个体化目标。

术后定期随访：确定好 TSH 抑制治疗目标、给药剂量后进行术后定期随访。术后开始口服 L–T$_4$，每 4 周检测血清 TSH，调整给药剂量，给药剂量确定后第 1 年内每 2～3 个月、第 2 年内每 3～6 个月、第 3 年开始每 6～12 个月复查甲状腺功能和超声检查，进行 TSH 维持目标和疾病复发管理。其他检查（如 CT、MRI、核素全身显像、FDG–PET 等），结合甲状腺功能和超声检查结果，机动安排。随访还需要监控 TSH 抑制治疗的副作用，以及时预防和治疗。绝经后分化型甲状腺癌患者 TSH 抑制治疗期间需要补充维生素 D 和钙剂，预防骨质疏松的发生。如果治疗期间出现骨质疏松、骨折等情况，需要用双膦酸盐类、降钙素类、雌激素类药物，甚至需要手术治疗。TSH 抑制治疗期间应给予 β 受体阻滞剂预防心脑血管副作用，当出现心房颤动等心律失常时建议患者到心血管内科规范治疗，避免发生严重的心脑血管意外。如果治疗期间出现严重的认知功能障碍、抑郁（自杀等情况）等需要到神经科、精神科就诊，必要时停止 TSH 抑制治疗，将其改为 L–T$_4$ 替代治疗。分化型甲状腺癌患者术后 10 年内复发率最高，如果术后 5～10 年，尤其是 10 年以上无病生存，将 TSH 抑制治疗可改为甲状腺素替代治疗。综上所述，充分认识肿瘤复发危险度，个体化术后 TSH 抑制目标，预防各种副作用风险，重视甲状腺癌术后的定期随访，才能提高患者生存率及生活质量。

◆ 4. 甲状腺滤泡状癌

◆ **要点**

① 甲状腺滤泡状癌容易血行转移至肺和骨。

② 根据病理类型分为：微小浸润型滤泡状癌，广泛浸润型滤泡状癌以及特殊亚型。

③ 当结节出现以下情况时考虑为滤泡状癌：甲状腺触诊结节质地硬；血清 Tg 值 ≥ 1000ng/mL；超声提示结节内部回声呈实性；结节内部回声极低；结节边界不清；结节内血流丰富；超声弹性成像硬度分级高；FNA 结果Ⅳ类及以上。

④ 微小浸润型滤泡状癌可以行甲状腺腺叶 + 峡部切除术。

⑤ 广泛浸润型滤泡状癌，应行全甲状腺切除术。

（1）概述

甲状腺滤泡状癌（follicular thyroid carcinoma）占甲状腺癌的 3%~5%。中年人多见，预后较乳头状癌差。滤泡状癌是滤泡性肿瘤的一种（图 2-29），来源于甲状腺滤泡上皮，排列呈滤泡状结构，无乳头状癌的核特征。术前 FNA、术中快速病理检查都很难区分滤泡状癌与滤泡性腺瘤、交界性滤泡性肿瘤。良、恶性的鉴别与肿瘤细胞的异型表现无关，与是否侵袭包膜、侵犯脉管以及甲状腺外浸润等有关（图 2-30、图 2-31）。只有通过术后充分取材，或者辅助进行免疫组化，才能明确诊断。根据病理特征将滤泡状癌分为几个亚型：①微小浸润型滤泡状癌；②广泛浸润型滤泡状癌。③特殊亚型：嗜酸细胞型、透明细胞型。滤泡状癌容易出现血行转移至肺及骨，较少出现淋巴结转移。

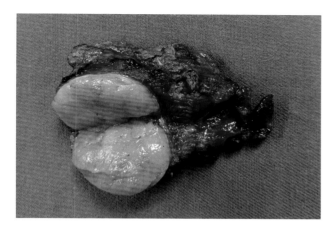

图 2-29　**甲状腺滤泡状癌组织剖面图**

肿瘤组织呈结节状，边界清晰，切面灰白色，质地中等。

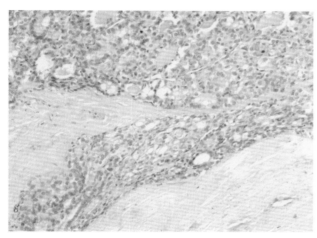

图 2-30　**甲状腺滤泡状癌病理（1）**

具有甲状腺滤泡结构的肿瘤细胞，并侵犯包膜。

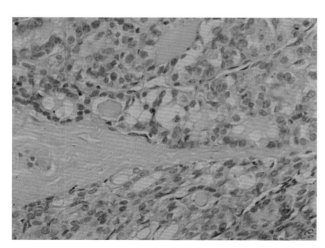

图 2-31　**甲状腺滤泡状癌病理（2）**

由大小一致、排列拥挤、内含胶质的滤泡样组织构成，细胞核大而圆，异型性不显著，无核沟及核内假包涵体。

（2）症状和体征

多数无自觉症状，经体检发现甲状腺结节，进一步行 FNA 后考虑为滤泡性肿瘤而就诊。常见症状为颈部肿物，当肿瘤侵犯周围组织时出现声音嘶哑、发声困难、呼吸困难、吞咽困难等。骨转移时出现骨疼痛，肺转移时可能出现咳嗽、血痰等。甲状腺内可触及一枚质地中等、边界尚清、活动度中度的结节。

（3）辅助检查

多数患者血清 FT_4、FT_3、TSH 正常，血清 TR-Ab 呈阴性，血清 Tg-Ab、TPO-Ab 呈阳性或阴性。血清 Tg 升高或正常。当出现以下情况时考虑为滤泡状癌：①甲状腺触诊结节质地硬；②血清 Tg 值 ≥ 1000ng/mL；③超声提示结节内部回声呈实性；④结节内部回声极低；⑤结节边界不清；⑥结节内血流丰富；⑦超声弹性成像提示硬度分级高；⑧FNA 结果Ⅳ类及以上。学术界认为肿瘤直径 ≥ 4cm 的滤泡性肿瘤恶性风险较高，但尚缺乏证据。CT（MRI）检查可以显示结节与周围组织的解剖关系以及肺部情况，有助于制订手术范围。术前 FNA 检查，无法确定是否为滤泡状癌。

（4）治疗

治疗方法遵从分化型甲状腺癌的治疗原则（请见乳头状癌治疗）。包括：手术治疗、术后 ^{131}I 治疗、术后 TSH 抑制治疗、化学治疗以及术后定期随访。由于术前无法明确诊断，甲状腺的切除方式常常为患侧腺叶＋峡部切除术。如果术后病理为微小浸润型滤泡状癌，进入术后 TSH 抑制治疗及随访流程。如果术后病理为广泛浸润型滤泡状癌，第一次手术为非全／近全甲状腺切除，还需要补充完成全甲状腺切除术，进入术后 ^{131}I 治疗、术后 TSH 抑制治疗及随访流程。如果存在颈部组织的侵犯及脉管浸润、肺及骨转移、远处转移，提示预后不良，可能还需要进行化学治疗。术后 ^{131}I 治疗、术后 TSH 抑制治疗及术后定期随访原则请参阅上一节"甲状腺乳头状癌"。

5. 甲状腺髓样癌

◆ **要点**

① 甲状腺髓样癌可分为散发性和家族性两类。

② 家族性髓样癌又分为 MEN2A、MEN2B 以及非内分泌腺瘤性家族性髓样癌。

③ 血清 FT_4、FT_3、TSH 正常，血清 Ct 值升高，约 2/3 的患者 CEA 呈阳性；血清 Ct 和 CEA 值升高不仅有助于诊断甲状腺髓样癌，对判断术后复发、转移也有重要意义。

④ 唯一有效的治疗手段为手术切除，最小可接受手术方式为：全甲状腺切除 + 双侧中央区淋巴结清扫术。

⑤ FDA 批准的髓样癌靶向治疗药物：凡德他尼和卡博替尼。

(1) 概述

甲状腺髓样癌（medullary thyroid carcinoma）约占甲状腺癌的 1%，来源于甲状腺滤泡旁细胞（C 细胞），分泌 Ct 为其特征，间质内有刚果红或紫罗兰染色阳性淀粉样沉着，细胞排列呈巢状，无乳头状和滤泡状结构，细胞呈圆形、卵圆形、多面形，细胞核大小一致，染色质深染，胞浆内有分泌颗粒（图 2-32、图 2-33）。临床上分为：散发性（非遗传性）和家族性（遗传性）两类。散发性髓样癌约占 60%，发病年龄一般在 20 岁以上，与遗传无关；家族性髓样癌约占 40%，与 RET 基因突变有关，任何年龄阶段都可发病。家族性髓样癌又分为：多发性内分泌腺瘤 MEN2A、MEN2B 以及非内分泌腺瘤性家族性髓样癌。MEN2A：发生甲状腺髓样癌、嗜铬细胞瘤及甲状旁腺功能亢进。MEN2B：又称为 MEN3，无甲状旁腺功能亢进，表现为甲状腺髓样癌、嗜铬细胞瘤、黏膜神经瘤、肠道神经节瘤、骨骼变形等。非内分泌腺瘤性家族性髓样癌：发生甲状腺髓样癌，但不伴有其他内分泌肿瘤。甲状腺髓样癌恶性程度较高，预后比乳头状癌、滤泡状癌差。

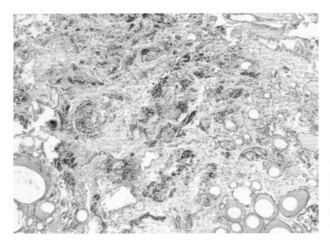

图 2-32　甲状腺髓样癌（1）
细胞排列呈巢状，无乳头状和滤泡状结构；间质内有刚果红或紫罗兰染色阳性淀粉样沉着。

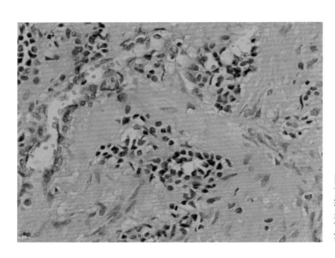

图 2-33　甲状腺髓样癌（2）
细胞呈圆形、卵圆形、多面形，细胞核大小一致，染色质深染，胞浆内有分泌颗粒。

（2）症状和体征

患者常常表现为颈部肿物，多数患者就诊时已经出现淋巴结肿大（图 2-34）。当肿瘤压迫或侵犯周围组织时出现声音嘶哑、呼吸困难、吞咽困难等（图 2-35）。部分患者出现腹泻，腹泻严重说明肿瘤进展，预后差。对于阵发性面部潮红、水样腹泻、骨骼畸形以及甲状腺髓样癌家族史的患者，应高度警惕遗传性髓样癌可能。触诊甲状腺结节质地硬、活动度差，同时可触及颈部多枚肿大淋巴结。

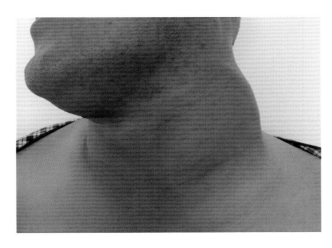

图 2-34　**甲状腺髓样癌临床外观**

癌转移至左颈部淋巴结，肿大淋巴结导致颈部明显隆起。

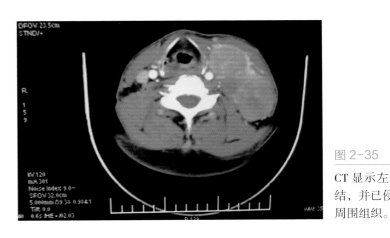

图 2-35　**颈 CT 检查**

CT 显示左颈部多发肿大淋巴结，并已侵犯左侧颈内静脉及周围组织。

（3）辅助检查

患者血清 FT_4、FT_3、TSH 正常，血清 Tg 升高或正常。血生化检查，血清 Ct 值升高，约 2/3 的患者 CEA 呈阳性，但 CEA 并非特异性肿瘤标志物。对于甲状腺髓样癌家族史的患者，应早期进行血清 Ct 测定。血清 Ct 和 CEA 值升高有助于诊断甲状腺髓样癌，并且对判断术后复发、转移也有重要意义。若血清 Ct 值 ≥ 500pg/mL，则往往远处转移；当 Ct 值 ≥ 3000pg/mL，提示存在更广泛的转移。CEA 值 ≥ 100ng/mL 提示可能存在广泛的转移。另外，血清嗜铬粒蛋白测定也有一定的意义；间碘苄胍（MIBG）可用于检测嗜铬细胞瘤。超声检查提示甲状腺结节呈实性，有时可见到周围组织浸润成像，弹性成像硬度分级高，也可发现颈部多发肿大淋巴结。同时对颈部、胸部、肝脏进行增强 CT 检查，进行骨骼扫描，确认全身转移情况。进行 FNA 检查，镜下可见圆形、椭圆形、梭形细胞，细胞排列不规则，细胞核大小不一、核位于细胞的一侧、异型明显，可见到双核、巨大核、核内包涵体等，Ct 和 CEA 染色呈阳性。另外，还可以对 FNA 洗脱液进行 Ct 测定。

（4）治疗

唯一有效的治疗手段为手术切除，还包括：术后化疗、放射外照射，分子靶向治疗及术后定期随访。所有患者手术前需要进行 RET 基因突变检测，测定血清 Ct 及 CEA 值，并且确定有无嗜铬细胞瘤，有无甲状腺旁腺功能亢进，明确散发性髓样癌还是家族性髓样癌。如果存在嗜铬细胞瘤，需先行嗜铬细胞瘤手术，再进行甲状腺手术，否则甲状腺手术中儿茶酚胺的急性增高可能导致患者死亡。最小可接受手术方式为：全甲状腺切除 + 双侧中央区淋巴结清扫术。必要时，同时进行单侧颈淋巴结清扫术或双侧颈淋巴结清扫术（图 2-36 ~ 图 2-38）。如果患者切除单侧腺叶，术后病理证实为甲状腺髓样癌，不管是家族性还是散发性，应补充进行对侧腺叶切除术和淋巴结清扫术。MEN2A 患者甲状旁腺功能亢进，手术时摘除肿大的旁腺（术中检测 PTH 水平）或者全部摘除后部分进行自体前臂移植。如果无甲状旁腺功能亢进，手术时还需要保留甲状旁腺的血液供应。MEN2B 患者需要多学科联合诊治。对于甲状腺髓样癌，不管是何种类型，^{131}I 治疗和 TSH 抑制治疗均无效。全甲状腺切除后给予口服 L-T$_4$ 进行替代治疗，不需要进行 TSH 抑制。对于外科手术无法切除的患者，可进行颈部和上纵隔的放射外照射治疗。对于无法手术和手术后转移的患者还可以进行化疗，最常用阿霉素，也可选择顺铂、长春新碱等。外照射治疗和化学治疗的疗效尚不肯定。目前 FDA 批准的甲状腺髓样癌的分子靶向药物有凡德他尼（Vandetanib）和卡博替尼（Cabozantinib）。术后随访非常重要，一般术后 3 个月检测血清 Ct 和 CEA 水平，如果检测不到或正常范围内，每 6 个月检测 1 次。如果 Ct 值 ≥ 150pg/mL，需要进行全身评估，包括颈部超声、颈部、胸部、肝脏增强 CT，以及骨骼扫描。术后脑转移灶如果为单发，考虑手术治疗；如果是多发，需要进行综合治疗。发现骨转移，给予膦酸盐类药物治疗；发生骨折，根据情况进行手术、射频、骨水泥注入等治疗。肺转移及肝转移灶为孤立灶，可考虑手术切除，多发性转移应行综合治疗。甲状腺髓样癌术后复发、死亡的危险因素有：①男性；②高龄；③甲状腺外浸润；④淋巴结转移；⑤远处转移；⑥未行全甲状腺切除术；⑦未行根治性区域淋巴结清扫术。

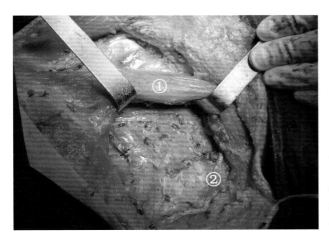

图 2-36 扩大根治性左颈淋巴结清扫术

保留了胸锁乳突肌（①）、副神经（②）及左颈总动脉，肿瘤和被癌侵犯组织一并切除。

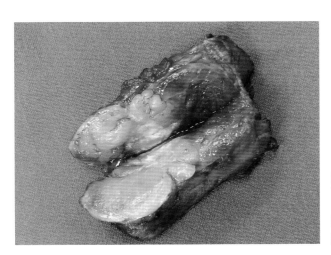

图 2-37 甲状腺髓样癌组织剖面图

肿瘤组织呈结节状，具有假包膜，切面灰黄色，呈实性。

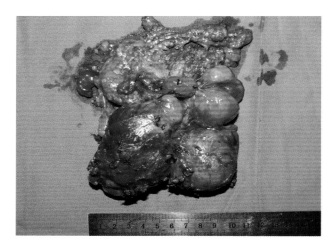

图 2-38　左颈淋巴结和被癌
　　　　　侵犯组织标本

6. 甲状腺未分化癌

◆　要点

① 甲状腺未分化癌是恶性程度最高的甲状腺癌。

② 多数患者就诊时已经出现淋巴结转移及全身转移。

③ 目前缺乏有效的治疗手段，一般采用手术治疗、化疗、放射外照射、分子靶向药物等联合治疗。

④ FDA 批准的分子靶向药物：索拉非尼和乐伐替尼。

(1) 概述

未分化癌（anaplastic thyroid carcinoma）不及甲状腺癌总数的 1%，是恶性程度最高的甲状腺癌。60 岁以上多见，女性略多于男性。平均存活期 3 ~ 6 个月，6 个月内死亡率约 68%，1 年内死亡率约 80%。目前认为，可能是分化型甲状腺癌（乳头状癌、滤泡状癌）低分化、未分化转变而来。病理学表现为：高度的细胞异型和细胞排列异型的甲状腺上皮来源恶性肿瘤，癌细胞大小、形态、染色深浅不一，核分裂象增多，呈小细胞形、梭形、巨细胞形及多样形（图 2-39、图 2-40）。早期发生侵袭及转移，预后非常差。

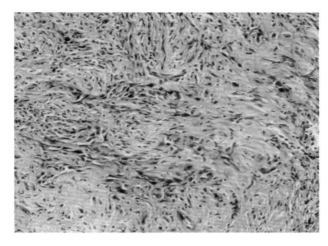

图 2-39 **甲状腺未分化癌（1）**

细胞排列呈高度异型，紊乱。

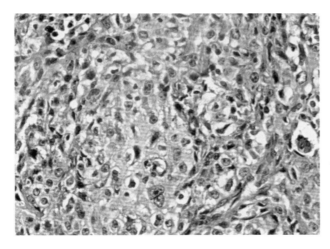

图 2-40 **甲状腺未分化癌（2）**

癌细胞大小、形态、染色深浅
不一，核分裂象增多，呈小细
胞形、梭形、巨细胞形及多
样形。

（2）症状和体征

几乎所有患者主诉为颈部肿物，多数患者就诊时已经出现淋巴结转移及
全身转移症状。颈部肿物增长迅速，并且伴有疼痛，常常合并声音嘶哑、呼
吸困难、吞咽困难，转移全身也可能出现发热、厌食、消瘦、咳嗽、咯血、
腹痛、头痛、骨痛等（图 2-41）。触诊甲状腺肿物质地硬，边界不清，活动
度差，伴触痛，有时肿物表面皮肤发红，如果皮肤受侵犯，还出现局部溃疡，
同时可触及多发颈部肿大淋巴结。

（3）辅助检查

患者血清 FT_4、FT_3、TSH 正常，血清 Tg 正常或升高。部分患者血常规检测：白细胞升高，血沉增快。超声检查缺乏特异性表现，可能出现甲状腺结节回声不均匀，结节直径较大（$\geq 5cm$），伴微钙化，纵横比 < 1，结节边界不清，向周围组织浸润明显，同时发现多发的转移淋巴结征象。对颈部、胸部、腹部进行增强 CT 检查，进行骨骼扫描，确认全身转移情况，必要时进行 FDG-PET 检查，这些信息有助于评估疾病分期（图 2-42）。对结节进行 FNA 检查，可辅助诊断，但穿刺活检时需要避开肿瘤坏死区域。FNA 高度怀疑是甲状腺未分化癌而未获得确切证据时，需要进行粗针抽吸活检或手术活检。

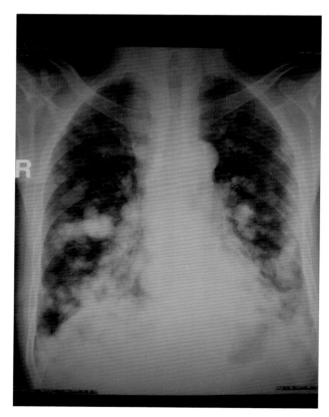

图 2-41　胸部 X 线检查

该患者首发症状为咳嗽、咯血，遂进行胸部 X 线检查发现肺部多发性转移癌，进而确诊为甲状腺未分化癌。

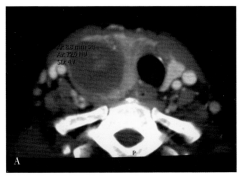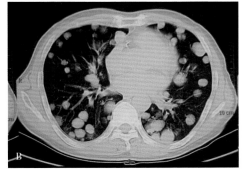

CT 显示甲状腺右叶略低密度影，呈不均一，CT 可见肺部多发性转移癌。合并颈淋巴结肿大，气管受压向左移。

图2-42　**甲状腺未分化癌颈部CT（A）、甲状腺未分化癌胸部CT（B）**

（4）治疗

甲状腺未分化癌缺乏有效的治疗手段，目前采取的手段有：手术治疗、化疗、放射外照射、分子靶向治疗及临终关怀措施等。TSH抑制治疗和^{131}I治疗均无效。其中手术治疗是最为有效的手段，但是多数患者就诊时已不具备手术指征。当肿瘤局限在甲状腺，或仅仅区域侵犯，应当进行全甲状腺切除+区域淋巴结、侵犯组织一并切除术，必要时同时完成气管切开术。术后联合化疗和放射治疗可适当延长生命。对于无法切除或手术后辅助治疗手段，可选择进行化疗，最常用阿霉素，但缓解率一般，目前认为紫杉类药物疗效可能比阿霉素略佳。也有选择紫杉类药物进行术前新辅助化疗，后进行手术获益的报道。多数患者对放射外照射治疗有反应，但这并不会延长患者的生存期，只是改善了肿瘤对局部组织的侵犯。只能作为手术切除后的辅助治疗，或者是不能切除患者的初始治疗。目前FDA批准的甲状腺未分化癌的分子靶向药物有索拉非尼（Sorafenib）和乐伐替尼（Lenvatinib）。认为多个治疗手段的联合，可能让患者获益，比如：手术+化疗、手术+化疗+放疗、放疗+化疗、手术+靶向治疗、放疗+靶向治疗等，但这似乎并未提高患者的总体生存率。甲状腺未分化癌的疾病特异性死亡率为100%，几乎所有患者都会经历临终关怀治疗。甲状腺未分化癌预后不良的相关因素有：①高龄＞70岁；②疾病进展急；③白细胞明显增高；④肿瘤直径≥5cm；⑤甲状腺外侵犯；⑥远处转移。

7. 甲状腺恶性淋巴瘤

◆ **要点**

① 多数患者既往诊过断桥本病。

② 甲状腺的恶性淋巴瘤几乎为 B 细胞来源非霍奇金淋巴瘤。

③ 患者血清 TPO-Ab、Tg-Ab 呈阳性。

④ 主要治疗手段为化疗和放射外照射。

⑤ 化疗方案建议选择 R-CHOP 方案。

（1）概述

甲状腺恶性淋巴瘤（thyroid lymphoma）占甲状腺癌的 1% ~ 5%，发病原因与桥本病背景有关，90% 的患者合并桥本病，男女比约 1 : 4，中年及以上女性多见。通常甲状腺腺体内无淋巴组织，当发生自身免疫性桥本病后淋巴细胞大量浸润，在慢性淋巴细胞刺激下细胞向恶性转变或出现体细胞基因突变。发生在甲状腺的恶性淋巴瘤几乎为 B 细胞来源非霍奇金淋巴瘤（non-Hodgkin lymphoma，NHL）（图 2-43、图 2-44），其中以中度恶性弥漫性大 B 细胞淋巴瘤（diffuse large B cell lymphoma，DLBCL）和低度恶性黏膜相关淋巴样组织（mucosa associated lymphoid tissue，MALT）淋巴瘤为常见。甲状腺恶性淋巴瘤总体预后尚可，5 年生存率约为 80%。

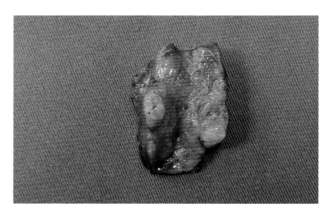

图 2-43 **甲状腺恶性淋巴瘤组织剖面图**

肿瘤组织呈结节状，无明显包膜，切面淡黄色、略膨出、质地软，腺体组织剖面呈灰白色，质地韧，呈桥本病改变。

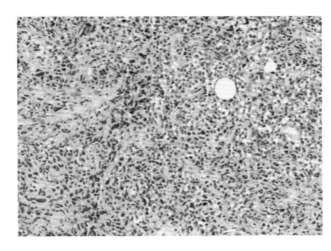

图 2-44 **弥漫性大 B 细胞淋巴瘤**

异型淋巴细胞弥漫性增生（细胞核膜塌陷和核小体显著的增大），免疫组化 CD20 可呈阳性。

(2) 症状和体征

多数患者既往诊断过桥本病，观察过程中出现颈部肿胀加重，也可出现声音嘶哑、呼吸困难、吞咽困难等。弥漫性大 B 细胞淋巴瘤中多出现压迫症状。少数患者在桥本病定期复查中，腺体内发现无症状结节，经过 FNA 诊断而就诊。触诊甲状腺弥漫性肿大，质地硬，活动度差。

(3) 辅助检查

患者血清 TPO-Ab、Tg-Ab 呈阳性，FT_4、FT_3、TSH 正常或者 FT_4 降低、TSH 升高。血沉加快，血生化检查血清乳酸脱氢酶（LDH）、可溶性白介素 -2 受体（sIL-2R）升高。典型超声表现为：甲状腺不同程度肿大；肿瘤内部回声低；后方回声增强；横索条样强回声；内部呈虫蚀样；明显的淋巴结肿大。颈部、胸部、全腹部 CT 及 FDG-PET 检查有助于评估疾病分期。甲状腺结节 FNA，镜下表现为核形态不规则的异型淋巴细胞。诊断困难时需要进行粗针抽吸活检或手术活检，免疫组化染色可辅助诊断。必要时进行骨髓穿刺。

(4) 治疗

主要治疗手段为化疗和放射外照射，外科手术为非必需。但出现诊断困难需要活检，或者压迫症状严重时，需要进行外科手术。建议手术行患侧腺体切除或全甲状腺切除术。一般情况下，ⅠE 期和ⅡE 期低度恶性黏膜相关淋巴样组织淋巴瘤建议行放射外照射治疗；ⅠE 期和ⅡE 期弥漫性大 B 细胞淋巴瘤建议行化疗和放射外照射治疗；ⅢE 期和ⅣE 期进展性病变主要以化疗为主。化疗方案一般选择 R–CHOP 方案：2 周或 3 周为 1 个疗程。第 1 天：利妥昔单抗，375mg/m^2，静点。第 2 天：环磷酰胺，750mg/m^2，静点；多柔比星 50mg/m^2，静点；长春新碱 1.4mg/m^2，静注。第 2 ~ 6 天：泼尼松，100mg/d，口服。放疗治疗剂量：一般为 30 ~ 50Gy，主要照射部位为区域淋巴结区和纵隔区。

8. 晚期甲状腺癌的 Reclaim Therapy 法

◆ **要点**

① 甲状腺癌的发生、发展、侵袭及转移与细胞多个信号通路及相关分子的功能紊乱密切相关。

② 不管每个信号通路作用如何，单一信号通路活化，难以调节甲状腺癌的发生、侵袭及转移；各个信号转导通路以网络形式发挥其作用，它们之间相互制约、相互协同、相互促进，构成了复杂的调节网络，发挥整体调节作用，网络失衡促进了甲状腺癌的发生、发展、侵袭及转移。

③ 根据分子生物学理论与目前靶向药物临床前实验的结果，靶向药物应该具有非常好的疗效，但是目前的实际疗效与预测值差距较大，甲状腺癌靶向药物临床试验结果总体上不令人满意。

④ 肿瘤细胞的侵袭转移由神经递质主导，肿瘤细胞表达多种神经递质，从而支持心理 – 社会因素与肿瘤进展有关。

⑤ 对低分化、未分化的晚期甲状腺癌进行分化诱导，改变其残癌信号通路及关键分子，使其向中分化、高分化转变；或者把分化型甲状腺癌进行分化诱导，使其向良性转变的方法，笔者称之为 Reclaim Therapy。

外科手术、放射性碘及内分泌抑制治疗模式能够使多数分化型甲状腺癌患者获得良好的预后。而甲状腺髓样癌虽以手术为主要治疗手段，但局部及远处转移较高，治疗手段有限。甲状腺未分化癌对传统治疗模式无效，缺乏有效治疗手段，预后极差。2% ~ 5% 的分化型甲状腺癌在治疗或自然病程中失去分化表型，放射性碘和 TSH 抑制治疗难以获得疗效。约 10% 的甲状腺癌患者会被诊断为远处转移，并且远处转移是死亡的主要原因。

甲状腺癌的发生、发展、侵袭及转移与细胞多个信号通路及相关分子的功能紊乱密切相关。这些通路包括：Src 信号通路、JAK-STAT 信号通路、MAPK 信号通路、PI3K/AKT 信号通路、NF-κB 信号通路、TSHR 信号通路、Wnt-β-catenin 信号通路、Notch 信号通路、RASSF1 - MST1 - FOXO3 信号通路、C-met 信号通路以及 Sonic hedgehog 信号通路等。笔者对正常甲状腺组织、甲状腺良性肿瘤、伴有淋巴结转移和无淋巴结转移的甲状腺癌组织进行了蛋白质组学研究（图 2-45），发现 hepatoma-derived growth factor（HDGF）、high mobility group protein HMGI-C、Alpha-actinin-1、Alpha-1-antitrypsin、carbonic anhydrase 4 等蛋白（表 2-11）以及 Focal adhesion 信号通路（图 2-46、图 2-47）活化可能与甲状腺乳头状癌侵袭转移有关，这为甲状腺乳头状癌的侵袭转移机制提供了新的分子生物学信息。不管每个信号通路作用如何，单一信号通路活化，难以调节甲状腺癌的发生、侵袭及转移。各个信号转导通路以网络形式发挥其作用，它们之间相互制约、相互协同、相互促进，构成了复杂的调节网络，发挥整体调节作用，网络失衡促进了甲状腺癌的发生、发展、侵袭及转移。癌症的六大特征：持久的增殖信号；对生长抵制基因的逃避；细胞死亡受阻，寿命无限；血管发生；激活浸润和转移；重构能量代谢及避免免疫破坏。基因组的不稳定构成了这些特征的基因，基因的不稳定还造成了基因的多样化。癌转移的相关基因组是不断呈动态变化的，所有以直接消灭肿瘤为目的的疗法（手术、放射治疗、化学疗法、分子靶向治疗等）都可能导致残癌（转移灶以及手术等治疗后残留的癌组织）转移潜能的增强，并伴有基因组的改变。虽然原发灶与转移灶的肿瘤细胞之间具有相近的遗传学关联，但转移灶中存在肿瘤内异质性，残癌转移潜能在增强，体现了恶性肿瘤在演变过程中的高度复杂性和多样性，对治疗带来了极大的困难。对于原发灶而言即使存在肿瘤内异质性，可以通过手术治疗成功清除病灶，但无法彻底解决转移灶（残癌），去除残癌有赖于全身性治疗。这些残癌信号通路及分子水平的改变不仅是甲状腺癌侵袭、转移的基础，也是未来治疗的可能靶点。揭示甲状腺癌信号通路及分子改变，促进了靶向治疗药物的发展。目前为止，美国 FDA 已批准索拉非尼（Sorafenib）、乐伐替尼（Lenvatinib）、凡德他尼（Vandetanib）以及卡博替尼（Cabozantinib）应用于甲状腺癌的靶向治疗。还有一些新应用的药物，比如：PD-1 抗体、BRAF/MEK 阻断剂、司美替尼（Selumetinib）等正在临床试验中。根据分子生物学理论与目前靶向药物临床前试验的结果，靶向药物应该具有非常好的疗效。但是目前的实际疗效与预测值差距较大，甲状腺癌靶向药物临床试验结果总体上不令人满意，说明靶向治疗也非根治和持久，癌因被攻击而产生对抗，因此抗癌战也需多维度的新视野。癌症是一个移动的靶，呈动态变化，因此基于基因靶向的精准医学受到限制。《自然》杂志曾发表"与其消灭肿瘤，不如控制肿瘤，消灭肿瘤会促进其抵抗和复发"的关于改变抗癌战略思想的文章。已证实肿瘤细胞的侵袭转移由神经递质主导，肿瘤细胞表达多种神经递质，从而支持心理 – 社会因素与肿瘤进展有关。神经系统在癌症发病中的作用是通过体液和神经通路，将癌细胞的信息传达到大脑，大脑可通过神经内分泌 – 免疫系统对肿瘤生长做出调节。心理 – 社会因素不仅调控健康人类基因组，还可调控癌基因组，交感神经系统促进癌转移。在慢性心理应激下，蓝斑和下丘脑腹正中核等脑区发出的信号可使下丘脑 – 垂体 – 肾上腺轴和交感神经功能发生紊乱，导致儿茶酚胺类神经递质释放增加，主要是肾上腺素和去甲肾上腺素水平升高，而多巴胺水平下降。肾上腺素和去甲肾上腺素可促进肿瘤细胞的增殖、血管生成、侵袭和转移，而多巴胺的作用与之相反。舒适的环境可明显上调下丘脑中的脑源性神经营养因子水平，该因子通过交感 β 肾上腺素受体信号通路，抑制瘦素表达，升高脂联素水平，抑制肿瘤的生长。另外，运动、音乐等都可以改变下丘脑 – 垂体 – 肾上腺轴和神经功能，从而抑制肿瘤的进展。这些均提示生物行为（biobehavioral）信号通路有关社会 – 心理 – 神经 – 免疫因素在癌症发生、发展中的重要作用。虽然尚缺乏社会 – 心理 – 神经 – 免疫对难治性甲状腺癌影响的直接证据，但根据肿瘤的共性，笔者认为通过 biobehavioral 信号通路调节，可以有效提升全身的抗癌能力，可干预难治性甲状腺癌的进展。

对于碘难治性甲状腺癌，应用药物进行诱导再分化，提高摄碘率，使之性质发生逆转，这是一种值得尝试的治疗方式。目前已证实过氧化物酶体增殖物激活受体（PPAR）激动剂、维 A 酸类药物、组蛋白脱乙酰化酶抑制剂、DNA 甲基化酶抑制剂等可以逆转晚期甲状腺癌摄碘率提升。钠碘同向转运体 mRNA 水平在甲状腺癌中明显低于良性结节和正常甲状腺组织。如果钠碘同向转运体表达上调，促进碘向细胞膜转运，能够增强放射性碘疗效。对低分化、未分化的晚期甲状腺癌进行分化诱导（应用药物、辐射）或其他方法），改变其残癌信号通路及关键分子，使其向中分化、高分化转变；或者把分化型甲状腺癌进行分化诱导，使其向良性转变的方法，笔者称之为 Reclaim Therapy。希望未来 Reclaim Therapy 成为晚期甲状腺癌治疗的新的方向和思路。

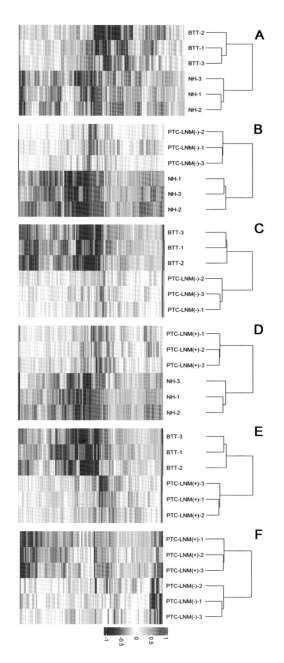

图 2-45　**差异表达蛋白质的聚类分析**

聚类分析表明，实验鉴定的差异表达蛋白是合理而准确的。NH 为正常甲状腺组织；BTT 为甲状腺良性肿瘤；PTC-LNM（-）为无淋巴结转移的乳头状癌；PTC-LNM（+）为伴有淋巴结转移的乳头状癌。

表 2-11　甲状腺乳头状癌转移相关差异表达蛋白质

Protein ID	Protein	Coverage	Unique Peptides	Peptides	MW [kDa]	calc. pI	t test p value
Q9Y6R7	IgGFc-binding protein	2.76	6	6	572	5.34	0.003
A0A024R6I7	Alpha-1-antitrypsin	58.61	2	32	47	5.59	0.005
A0A0C4DGW2	sorting nexin-16	6.71	2	2	39	4.74	0.007
E9PQ73	protocadherin Fat 3	1.17	3	3	489	4.84	0.009
A0A024R884	tenascin C (Hexabrachion	30.35	2	55	241	4.92	0.009
E9PLY5	microtubule-actin cross-linking factor 1	16.51	1	20	160	5.66	0.01
Q8N5T0	CD1A protein	6.43	2	2	36	7.05	0.01
Q8N2R8	protein FAM43A	3.55	1	1	46	6.54	0.011
C9JP85	nuclear respiratory factor 1	4.31	1	1	23	5.95	0.011
Q9BXJ0	complement C1q tumor necrosis factor-related protein 5	14.4	2	2	25	6.54	0.012
P31947	14-3-3 protein sigma	47.98	7	10	28	4.74	0.013
P01270	parathyroid hormone	14.78	1	1	13	9.7	0.014
A2A2Y4	FERM domain-containing protein 3	2.51	1	1	69	6.39	0.014
P04083	annexin A1	67.63	23	23	39	7.02	0.014
B4DYT9	sarcalumenin	12.06	3	3	50	6.95	0.018
B2R769	homo sapiens leukocyte-derived arginine aminopeptidase (LRAP)	13.33	12	12	110	6.77	0.023
P07996	thrombospondin-1	23.25	22	23	129	4.94	0.024
A0A0J9YXX1	uncharacterized protein	26.5	1	3	13	8.28	0.026

续表

Protein ID	Protein	Coverage	Unique Peptides	Peptides	MW [kDa]	calc. pl	t test p value
A0A024RDT5	periostin，osteoblast specific factor	50.71	1	33	87	7.81	0.027
C9JCA5	troponin T	31.73	5	6	25	8.13	0.029
P52926	high mobility group protein HMGI-C	57.8	5	5	12	10.6	0.029
Q6EMK4	vasorin	9.66	5	5	72	7.39	0.03
H0Y2S9	myosin phosphatase Rho-interacting protein（Fragment）	16.95	9	23	203	5.22	0.032
M0QZ50	microtubule-associated protein 1S	30.11	1	2	9.8	4.48	0.033
A0A0A0MRM8	unconventional myosin-VI	34	1	38	145	8.56	0.033
P49006	MARCKS-related protein	54.36	5	5	20	4.67	0.034
B2RDE8	hepatoma-derived growth factor（HDGF）	79.17	1	21	27	4.67	0.039
A7E2F9	SIPA1L2 protein	0.87	1	1	166	6.84	0.04
Q9UL62	short transient receptor potential channel 5	1.75	1	2	111	7.3	0.042
Q9BXI3	cytosolic 5'-nucleotidase 1A	2.72	1	1	41	6.55	0.043
P11234	Ras-related protein Ral-B	26.7	4	7	23	6.62	0.043
A0A087X0D5	pro-cathepsin H	16.72	6	6	36	8.1	0.044
P35442	thrombospondin-2	15.78	14	15	130	4.83	0.044
E5RJ29	PH and SEC7 domain-containing protein 3	1.53	1	1	109	6.05	0.049
C9JDT0	secretogranin-2	7.2	1	1	14	4.73	0.002
P21266	glutathione S-transferase Mu 3	54.67	4	11	27	5.54	0.003

续表

Protein ID	Protein	Coverage	Unique Peptides	Peptides	MW [kDa]	calc. pl	t test p value
Q9BVA1	tubulin beta−2B chain	59.1	1	20	50	4.89	0.003
Q9BQI0	allograft inflammatory factor 1	36.67	5	5	17	7.2	0.005
P22748	carbonic anhydrase 4	25.96	8	8	35	7.83	0.005
Q9NZN3	EH domain−containing protein 3	37.01	3	16	61	6.57	0.008
A0M8X1	thyroid peroxidase	40.41	1	31	103	6.76	0.008
H7BYV1	interferon−induced transmembrane protein 2	21.62	1	1	8.2	9.55	0.009
A1A512	KIAA0355 protein	11.65	1	1	23	5.59	0.009
A0A0X9V981	MS−A2 light chain variable region	31.78	2	2	11	8.47	0.009
P35247	pulmonary surfactant−associated protein D	4	1	1	38	6.6	0.011
P06881	calcitonin gene−related peptide 1	22.66	2	2	14	9.41	0.012
B3KWN3	highly similar to Pantothenate kinase 1	4.56	1	2	51	7.21	0.012
V9HW76	epididymis secretory protein Li 300	19.73	3	3	25	7.46	0.012
Q9UGT$_4$	Sushi domain−containing protein 2	13.02	7	7	90	6.28	0.014
P29762	cellular retinoic acid−binding protein 1	57.66	8	8	16	5.38	0.015
Q93009	ubiquitin carboxyl−terminal hydrolase 7	32.76	3	28	128	5.55	0.015
Q13813	spectrin alpha chain，non−erythrocytic 1	64.2	2	148	284	5.35	0.018
Q59FG6	myeloid/lymphoid or mixed−lineage leukemia 2 variant	0.37	1	1	293	7.36	0.018

续表

Protein ID	Protein	Coverage	Unique Peptides	Peptides	MW [kDa]	calc. pl	t test p value
P12931	Proto–oncogene tyrosine–protein kinase Src	9.51	2	5	60	7.42	0.019
A0A0G2JM79	Nostrin（Fragment）	6.12	1	1	45	8.15	0.019
Q53GE3	Pyruvate dehydrogenase E1	38.21	1	16	43	8.06	0.02
B2RC09	Homo sapiens apolipoprotein F（APOF）	4.29	1	1	35	5.64	0.024
A0A024R9B9	Matrilin 2	25.05	20	20	103	6.47	0.025
P30837	Aldehyde dehydrogenase X	29.4	10	12	57	6.8	0.027
P35968	Vascular endothelial growth factor receptor 2	3.32	2	3	151	5.85	0.036
P45381	Aspartoacylase	2.88	1	1	36	6.52	0.036
H0Y5H6	Ubiquitin–associated protein 2–like	2.87	1	1	40	7.71	0.037
P08582	Melanotransferrin	9.08	5	5	80	5.94	0.037
A0A024RAJ8	IQ motif containing GTPase activating protein 2	33.71	43	46	180	5.58	0.038
A0A140TA44	Complement C4–A	45.76	1	65	188	7.12	0.041
Q9BQ04	RNA–binding protein 4B	18.66	1	6	40	6.74	0.041
P12814	Alpha–actinin–1	62.44	2	49	103	5.41	0.041
A0A024QZQ5	Sparc/osteonectin, cwcv and kazal–like domains proteoglycan（Testican）2	2.14	1	1	46	4.88	0.043
Q6FI30	Nuclear factor 1	10.42	3	4	55	8.31	0.044
Q2M2A3	Glucosidase, alpha neutral C	3.28	2	2	104	6.23	0.044
A0A024R531	Paired box 8 isoform 2	16.54	4	4	42	8.41	0.044

续表

Protein ID	Protein	Coverage	Unique Peptides	Peptides	MW [kDa]	calc. pI	t test p value
O60635	Tetraspanin–1	5.39	1	1	26	5.25	0.046
B7Z2F7	Heat shock 70 kDa protein 12A	32.09	12	14	66	8.25	0.049
B4DVZ0	Heat shock 70 kDa protein 12B	27.33	12	14	67	8.95	0.049

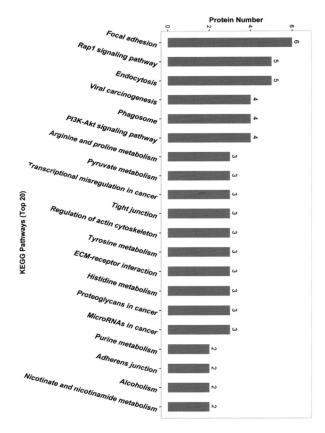

图 2–46 **KEGG 通路分析**

甲状腺乳头状癌转移相关信号通路，通过分析 KEGG 途径，发现与 Focal adhesion 信号通路活化密切相关。

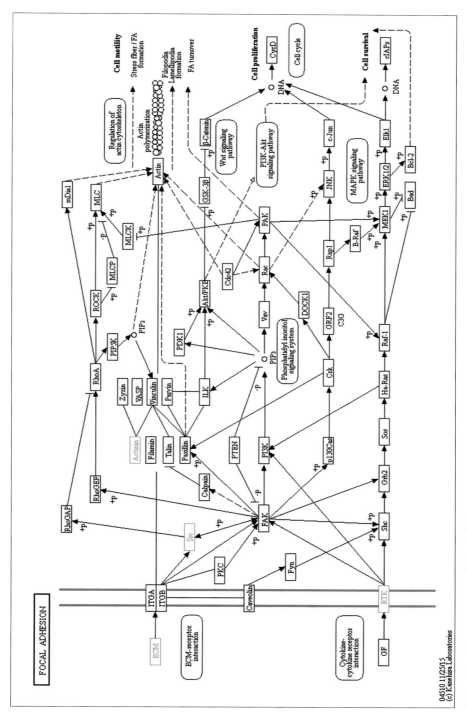

图 2-47　Focal adhesion 信号通路图

第三章
进阶篇

一、甲状腺手术并发症及处理

　　甲状腺外科经历了百年以上发展，围手术期死亡率降至 0.4% 以下，这与疾病相关研究的进展、局部解剖认识的提高、手术方式的规范化、操作技能的提高、新技术的应用以及专科化培训的重视等密切相关。甲状腺疾病发病率增加，尤其是疾病谱发生改变，甲状腺结节增加、甲状腺毒症减少，而甲状腺乳头状癌增多、未分化癌减少，使得甲状腺手术的总量明显增加。同时，与此相关甲状腺疾病诊疗医务人员的增多，从甲状腺外科医生到头颈外科医生，从肿瘤外科医生到耳鼻喉科医生，水平不一，对术中、术后并发症的认识及处理参差不齐。甲状腺手术并发症总体发生率为 6%～28%，较为常见的有：术后出血、喉返神经损伤、喉上神经外支损伤、甲状旁腺功能减退等，但一旦发生呼吸困难、窒息、甲状腺危象等危重并发症时，可能会导致患者死亡。因此，警惕和认识各种术中、术后并发症的发生，有效预防和处理是每位甲状腺外科医生必须要具备的素质和能力。

1. 甲状腺手术后呼吸道阻塞

◆ 要点

　　① 甲状腺手术后呼吸道阻塞是严重并发症，其常见原因有：术后出血、气管软化、气管塌陷、喉头水肿、气管痉挛及双侧喉返神经损伤。

　　② 预防皮瓣与颈前肌间隙内出血。术中电凝止血要认真、仔细，必

要时进行结扎；血管的结扎要牢靠，打结手法要过关，尤其是第一个结要打紧，避免术后结扎线脱落；缝合时注意误带入血管和非必要组织；常规用温生理盐水冲洗创面，痉挛的血管被解痉，容易发现出血；用纱布擦拭术野，清除积血或不确切的血栓，确认有无活动性出血。

③ 预防甲状腺窝内出血。避免大块结扎甲状腺动静脉，结扎要牢靠，防止结扎线脱落；避免用能量器械一次切割过多组织，确保每一次切割闭合；避免电凝动脉细小分支，以结扎为妥；术中要仔细止住舌骨下肌群的出血点；稳妥处理甲状腺残端，避免无效缝合及缝合线脱落；常规用温生理盐水冲洗创面，痉挛的血管被解痉，容易发现出血；用纱布擦拭术野，清除积血或不确切的血栓，确认有无活动性出血；术前充分评估患者的凝血功能，凝血功能欠佳者积极对症处理。

④ 预防气管塌陷的发生。术前做出准确判断，术中做好气管悬吊或气管切开准备。

⑤ 预防喉头水肿。对于插管困难的患者，建议用可视喉镜或经验丰富的麻醉师来操作；术后严密观察，及早发现出血及淋巴漏，积极处理，可降低喉头水肿发生概率；预计手术时间长时，术中给予地塞米松等，减少应激反应；术后积极控制呼吸道感染，雾化吸入化痰，必要时应用抗生素控制感染。

⑥ 预防气管痉挛的关键是术前预见其可能性。术中给予地塞米松等降低应激反应；术中操作要轻柔，避免过度刺激气管；从气管分离甲状腺时，用组织剪代替电刀等能量器械；术后给予雾化吸入润滑气道，降低气道敏感性，避免刺激性咳嗽。

甲状腺手术后呼吸道阻塞是术后 24～48h 发生的严重并发症，多数患者术前无呼吸困难或者呼吸道梗阻的症状。其发生原因为：①出血、血肿压迫气管，导致呼吸困难；②气管软化、气管塌陷导致呼吸困难；③喉头水肿导致窒息发生；④双侧喉返神经麻痹导致声门闭合，窒息发生；⑤气管痉挛，发生呼吸困难，严重时导致窒息。其中，双侧喉返神经麻痹的预防和处理，参见 P116。

甲状腺术后出血：是甲状腺手术最常见的严重并发症之一，发生率约为1.5%，Graves病发生率约为其他甲状腺手术的2倍。出血初期引流通畅，引流管内可见到大量新鲜血液，或者切口渗血增多。出血量达到一定程度，引流管内新鲜血开始凝固，手术腔内开始积血，积血量达到50mL患者就会感觉到呼吸困难，呼吸困难程度除了与出血量有关外，还与出血速度有关（图3-1）。急性动脉性出血，患者短期内就会出现呼吸困难，甚至窒息、死亡。患者术后打喷嚏、咳嗽、情绪激动以及颈部激烈活动，甚至无任何诱因下都可能会出血。除了患者自身凝血机制障碍等全身性原因外，术后出血与术者的操作技能、经验、认真程度密切相关。

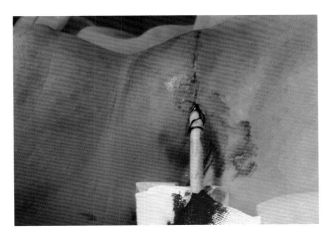

图 3-1 **甲状腺术后出血**
手术切口明显隆起，引流管内可见到新鲜血液，切口渗血增多。

出血类型可分为：

（1）皮瓣与颈前肌间隙内出血：表现为术后颈部切口明显鼓起，患者无压迫感和呼吸困难症状，有些患者可能会出现颈部不适和胀痛。短期内未被发现，皮肤出现瘀斑，向四周扩散。最常见的原因是：颈前静脉出血，舌骨下肌群、胸锁乳突肌内出血，以及皮下组织出血。颈前静脉出血的可能原因：①术中切开白线时，损伤颈前静脉血管壁，损伤创面非常小，当时未被发现，术后出血；②切断结扎颈前静脉时，结扎不牢靠，术后结扎线脱落出血；③细小颈前静脉用电刀电凝，术后焦痂脱落出血；④闭合白线时，误缝扎颈前血管，术后颈部活动时，缝线牵拉导致出血。肌肉内出血的可能原因：①游离皮瓣时，肌肉表面细小血管处理不当，或者牵拉过度导致细小血管被拉断，血管回缩肌内，术后出血；②血管结扎不牢靠，术后结扎线脱落出血；③与能量器械使用不当等有关。皮下组织出血的可能原因：①切开皮肤、皮下组织时，出血点电刀电凝，术后焦痂脱落出血；②闭合切口时，皮下组织两端缝合不严密，间隙内渗血。预防皮瓣与颈前肌间隙内出血：①术中电凝止血要认真、仔细，必要时进行结扎；②血管的结扎要牢靠，打结手法要过关，尤其是第一个结要打紧，可有效避免术后结扎线脱落；③缝合时注意误带入血管和非必要组织，可避免术后牵拉等原因导致的出血；④常规用温生理盐水冲洗创面，痉挛的血管被解痉，容易发现出血；⑤用纱布擦拭术野，清除积血或不确切的血栓，确认有无活动性出血。对于引流通畅，引流液颜色非鲜红、量少，患者无局部疼痛，无呼吸困难，血氧饱和度、血压、脉搏稳定者可给予观察，因为皮瓣与颈前肌间隙内出血对呼吸道影响较小，并且此间隙内出血一般为创面渗血或细小静脉出血，保守治疗也许奏效。但需要严密观察，一旦出现呼吸困难、颈前肿胀加重，立即手术治疗。

（2）甲状腺窝内出血（图 3-2）：此间隙内出血，患者立刻感受到颈部压迫感，颈前胀痛明显，情绪紧张，烦躁不安，呼吸困难，有时出现典型的三凹征，甚至发生窒息、死亡。常见的原因有：动脉性出血、静脉性出血、甲状腺残端出血、舌骨下肌群出血、手术创面渗血、凝血功能障碍等全身性因素。动脉性出血可能原因：①结扎甲状腺上动脉和下动脉主干或分支时大块结扎或结扎不牢靠，患者突然咳嗽、打喷嚏等胸腔压力突然增高时，结扎线

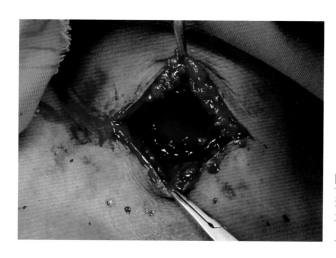

图 3-2　甲状腺术后出血探查术
开放切口，缓解呼吸道压迫，再次手术探查时，手术腔内可见到大量血凝块。

脱落出血；②能量器械应用时，一次切割组织过多或实用不当导致血管闭合不全，术后出血；③对细小动脉分支未进行结扎切断，使用电刀电凝，术后焦痂脱落出血。动脉性出血速度快、出血量大，患者短时间内出现颈部肿胀、疼痛、烦躁不安、呼吸困难，甚至发生窒息。静脉性出血可能原因：①甲状腺上静脉、中静脉、下静脉结扎线脱落出血；②甲状腺上静脉、中静脉、下静脉细小分支电凝焦痂或凝血块脱落出血；③颈内静脉细小汇入支结扎线脱落出血；④甲状腺切除或淋巴结清扫过程中，损伤某些静脉的血管壁，术中尚未发现，术后突然压力增加，静脉壁破裂出血等。静脉性出血较动脉性出血缓慢，有时患者颈部肿胀可能并不明显，但长时间静脉性出血，容易引起喉头水肿、呼吸道分泌物增加，出现窒息可能，必须仔细分辨。如果较粗的静脉出血仍然速度快，患者短期内就会出现颈部肿胀、疼痛、呼吸困难。甲状腺残端出血与手术方式有关，以往甲状腺部分切除术、大部切除术、次全切除术时甲状腺残端出血多见，当前甲状腺手术基本规范为腺叶切除术或全甲状腺切除术后，甲状腺残端出血概率明显降低。出血主因：①残端缝合不严密、遗漏血管；②缝合线结扎不牢靠；③各种原因导致结扎线脱落等。舌骨下肌群出血可能因：①甲状腺组织与舌骨下肌粘连广泛，术中分离困难，止血不充分，术后创面出血；②由于牵拉等原因细小血管被拉断，血管回缩肌内，术后出血；③手术显露困难，横断舌骨下肌群，闭合时缝合不严密，术后出血。创面渗血、凝血功能障碍等有时合并存在，有些术后出血患者，再次探查手术切口，无活动性出血，而是广泛的创面渗血明显，这或许与凝血功能、术前某些药物应用等有关。有时创面渗血，无法找到原因，术后自行好转。笔者曾在国外学习期间经历1例患者，术后出血两次探查切口，均未找到明显出血点，给予止血药物、补液等支持治疗后好转，尚不清楚出血原因。长期服用华法林等抗凝药或者应用血塞通等活血化瘀药的患者，术后出血概率明显增加，表现为创面的广泛渗血。预防甲状腺窝内出血：①避免大块结扎甲状腺动静脉，结扎要牢靠，防止结扎线脱落；②避免用能量器械一次切割过多组织，确保每一次切割闭合；③避免电凝动脉细小分支，要结扎为妥；④术中要仔细止住舌骨下肌群的出血点；⑤稳妥处理甲状腺残端，避免无效缝合及缝合线脱落；⑥常规用温生理盐水冲洗创面，痉挛的血管被解痉，容易发现出血；⑦用纱布擦拭术野，清除积血或不确切的血栓，确认有无活动性出血；⑧术前充分评估患者的凝血功能，凝血功能欠佳者积极对症处理。甲状腺术后，要严密观察患者血压、脉搏、血氧饱和度及呼吸情况，一旦发现术后出血，迅速做出判断，保守治疗还是手术治疗。手术治疗时，判断是否需要立即床上拆除缝线，开放切口，解除呼吸道压迫；判断是否需要气管插管，或床上气管切开，做出果断准确的处置后，再次进行手术，探查切口。术中清除凝血块时，注意凝血块集中区域和周边肌肉组织颜色发暗区域，此区域附近可能为出血点。清除血凝块后，温水冲洗创面，仔细寻找出血点，有时出血点并非一处。避免术中胡乱钳夹，注意避免损伤喉返神经的重要结构。找到出血点，控制好出血后，大量温生理盐水冲洗创面，减少感染发生风险，再一次仔细探查创面，认真止血，闭合切口。根据术中无菌原则遵守情况，术后必要时给予抗菌药物。

　　气管软化、气管塌陷：一旦发生气管软化、塌陷会导致窒息，这与术者对甲状腺疾病的判断失误有关。病史长、甲状腺肿巨大的病例，通过术前颈部 X 线或 CT 检查能够做出气管塌陷风险判断，会有效降低术中、术后气管软化、塌陷导致的窒息发生。巨大甲状腺肿，长时间压迫气管，会导致气管壁血液循环不良、气管软骨环发生退行性改变、变薄、弹性减弱、萎缩，此时借助甲状腺和周围组织的支撑，保持气管呼吸通畅。一旦手术去除甲状腺组织后，气管失去了依赖和支撑，软化的气管就会发生塌陷，引起气道阻塞（图 3-3）。为预防气管塌陷的发生，术前要做出准确判断，术中要做好应对准备。笔者的处理原则是：软化的软骨环尚未超过 3 个环时，术中进行气管悬吊术，从气管壁的前外侧向两边悬吊（图 3-4），否则积极进行气管切开术。如果在术中，对气管软化无法做出准确评估时，建议进行气管切开术，保证患者术后气道通畅。

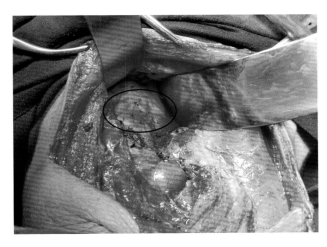

图 3-3 巨大甲状腺肿切除后气管软化

椭圆形内为气管软化区，术后容易引起气管塌陷。

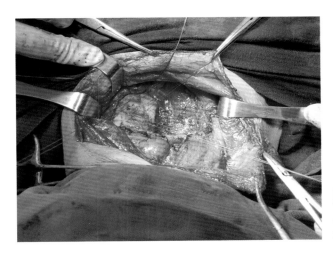

图 3-4 气管悬吊术

从气管壁的前外侧向两边进行悬吊，紫色线为悬吊线。

喉头水肿：喉头水肿导致的窒息是致命性的。常见诱因有：①麻醉时，气管插管不顺利，反复操作导致喉头挫伤、水肿；②出血、血肿导致喉部静脉回流障碍，继而导致喉头水肿；③长时间淋巴漏或静脉性渗血导致，喉头水肿；④手术时间长，反复在喉部附近操作，刺激引起喉头水肿；⑤患者合并呼吸道感染，术后分泌物增加、反复咳嗽，喉头水肿和黏稠痰液堵塞导致窒息发生。预防措施有：①对于插管困难的患者，建议用可视喉镜或由经验丰富的麻醉师来操作为宜；②术后严密观察，及早发现出血及淋巴漏，积极处理，可降低喉头水肿发生；③预计手术时间长时，术中给予地塞米松等，减少应激反应；④术后积极控制呼吸道的感染，雾化吸入化痰，必要时应用抗生素控制感染。一旦发生喉头水肿，要给予肾上腺皮质激素类药物降低应激反应，给予支气管扩张剂，对症处理。如果效果不佳，立即进行气管切开术，挽救患者生命。

气管痉挛：是指各种原因导致气管平滑肌收缩，气管腔变窄，继而气管阻力增加，影响通气，患者出现呼吸困难，窒息甚至死亡。气管痉挛与术中、术后处理不当有关，术中乏氧、刺激气管操作（紧贴气管分离甲状腺时，反复物理性刺激气管；电刀等器械的热能刺激）等可能诱发气管痉挛；术后拔管、刺激性咳嗽等也可诱发痉挛。出现气管痉挛的患者，术前多数存在吸烟、气道高反应、哮喘等病史，因此，手术前预见可能发生气管痉挛是预防的关键：①术中给予地塞米松等降低应激反应；②术中操作要轻柔，避免过度刺激气管；③从气管分离甲状腺时，用组织剪代替电刀等能量器械；④术后给予雾化吸入润滑气道，降低气道敏感性，避免刺激性咳嗽，可有效降低气管痉挛的发生。一旦发生气管痉挛，紧急气管插管，必要时进行气管切开术。之后寻找气管痉挛的原发病，针对病因治疗，才能缓解咳喘、窒息。

2. 喉返神经损伤

◆ **要点**

① 单侧喉返神经损伤可出现声音嘶哑、误吸，双侧喉返神经损伤可出现发音无力、呼吸困难、窒息，甚至死亡。

② 频闪喉镜下，声带内收障碍，说明喉返神经后支受损；外展障碍，说明喉返神经前支受损；外展及内收均障碍，说明喉返神经主干受损。

③ 损伤的常见原因有：对喉返神经走行及毗邻关系缺乏认识；对喉返神经解剖结构认识欠佳；巨大肿物压迫神经导致走行变异；癌灶浸润导致神经游离、保护困难；手术区域粘连严重，显露神经困难；非返性喉返神经的出现；能量器械使用不当等。

④ 手术中常规显露喉返神经是预防喉返神经损伤的关键因素。

⑤ 解剖显露喉返神经的重要条件是，首先术者熟悉喉返神经的走行及解剖结构，其次是解剖、分离活体组织的技能，最后是应对各种风险的临床经验。

⑥ 神经修复手术包括：喉返神经端端吻合术；游离神经移植术；颈襻喉返神经吻合术。

喉返神经损伤是甲状腺手术中较为常见的并发症之一，发生率为3%~29%，单侧喉返神经损伤患者可出现声音嘶哑、误吸，双侧喉返神经损伤患者可出现发音无力、呼吸困难、窒息，甚至死亡。频闪喉镜下，声带内收障碍，说明喉返神经后支受损；外展障碍，说明喉返神经前支受损；外展及内收均障碍，说明喉返神经主干受损。损伤方式多种多样，过度牵拉、挫伤、钳夹、结扎、缝合、灼伤、切断等均可发生，损伤的后果可能是暂时性的，也可能是永久性的。损伤可发生在喉返神经颈段的任何位置，多数发生在入喉前2cm范围内，此处喉返神经位置相对固定，与Zuckerkandl结节和Berry韧带解剖上关系密切。常见的损伤原因有：①对喉返神经走行及毗邻关系缺乏认识；②对喉返神经解剖结构认识欠佳；③巨大肿物压迫神经导致走行变异；④癌灶浸润导致神经游离、保护困难；⑤手术区域粘连严重，显露神经困难；⑥非返性喉返神经的出现；⑦能量器械使用不当等。

认识喉返神经走行及毗邻关系是显露喉返神经的重要前提，左侧喉返神经勾绕主动脉弓，走行上相对垂直、偏外，与食管关系密切；而右侧喉返神经勾绕锁骨下动脉，走行略斜行、更靠内、靠后。手术中，在喉返神经入喉处，甲状腺下动脉与喉返神经交界处，以及甲状腺下极气管食管沟内寻找显露喉返神经相对容易。其中，入喉处喉返神经位置相对固定，但解剖时容易损伤；甲状腺下动脉与喉返神经交界处，显露喉返神经容易，但易导致下动脉小分支出血；甲状腺下极气管食管沟内寻找喉返神经，其移动性较大，解剖范围相对广。术者结合自身操作技巧、临床经验以及对解剖的理解，选择适合当时情况的入路即可。了解喉返神经的解剖走行后，认识其解剖结构也非常重要。多数喉返神经主干为单发，进入喉内后分为前支和后支，但约1/2

的喉返神经入喉前发出分支，常常分 2 支，甚至 3 支（图 3-5～图 3-7）。除此之外，从主干也发出众多细小分支分布在食管和气管。在喉返神经入喉处，解剖显露时，容易损伤这些分支，会出现相应的症状。巨大甲状腺肿将喉返神经向外推压，神经常常走行在肿物的后外侧表面（图 3-8），不在甲状腺的背侧，增加了损伤的概率。癌灶浸润喉返神经时，如果仅仅侵犯了神经被膜（图 3-9），术中还是要努力挽救神经功能，解剖、牵拉、游离容易损伤神经纤维。随着甲状腺总手术量的增加以及手术方式尚未全面规范化，再次手术的病例也在明显增加。此外，无水乙醇注射、射频消融等治疗手段的迅速扩张，不仅使再次手术病例增加，手术难度也在加大。与初次手术不同，再次手术时，术区粘连严重，解剖位置发生改变，显著提高了喉返神经损伤的概率。非返性喉返神经非常少见（图 3-10、图 3-11），发生率约为 0.5%，右侧出现多，左侧出现概率低，笔者在日本 KUMA 医院学习期间，曾见到左侧非返性喉返神经 1 例，为该院建院以来第 2 例患者。虽然出现概率低，术者始终要提醒自己术中可能出现非返性喉返神经。电刀、双极电凝、超声刀、LigaSure 等能量器械止血效果虽好，但应用不当会增加神经灼伤、烫伤，甚至误切割的可能。

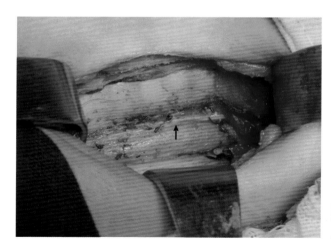

图 3-5　喉返神经（左）显露
入喉前无分支，单干进入。

　　手术中常规显露喉返神经是预防喉返神经损伤的关键因素。保留腺体后被膜而不常规显露喉返神经，由于操作的盲目性而无法达到保护神经的目的，反而更容易损伤神经。解剖显露喉返神经的重要条件是：首先术者熟悉喉返神经的走行及解剖结构，其次是解剖、分离活体组织的技能，最后是应对各种风险的临床经验。术中神经监测技术（IONM）的应用对喉返神经的辨认有一定的帮助，但 Pisanu（J Surg Res. 2014，188：152-161）和 Higgins（Laryngoscope. 2011，121：1009-1017）等的研究证实，术中 IONM 和肉眼显露对术后喉返神经麻痹的影响无显著差异。笔者认为，比较常规手术，IONM 对复杂甲状腺切除术或二次手术意义更大。当术中出现非常规情况时，术者的经验与神经保护明显相关，经过专业化培训、临床经验丰富的医生可有效降低神经损伤的发生概率。例如：巨大甲状腺肿切除术中，警惕喉返神经位置可能发生改变；CT 发现右侧锁骨下动脉发育异常，可能出现右侧非返性喉返神经；癌症浸润喉返神经，熟悉如何锐性切除，保护神经纤维；熟悉能量器械的安全风险，知道何时选择传统缝合、打结等。

　　当出现喉返神经受损时，首先确认是何种类型损伤，结扎、缝合以及粘连等导致的神经功能麻痹，尽早进行手术探查，行神经减压术，4 个月内手术效果较好。对于神经被离断或者肿瘤原因切断神经者，需要进行神经修复手术，包括：①喉返神经端端吻合术；②游离神经移植术；③颈襻喉返神经吻合术。喉返神经端端吻合术（图 3-12）：顾名思义，将损伤后的神经两端直接吻合，操作简单，但喉返神经内含收缩和舒张纤维，端端吻合出现错位时，可能导致声带的矛盾运动。因此，该方法适合于神经尚未完全离断者，这样两端神经纤维复合不易出现错位。游离神经移植术：肿瘤侵犯等原因导致两处切断神经干，神经缺损过长，无法端端修复，需要在两个断端内植入其他来源游离神经，完成神经修复的方法，移植神经一般选择颈丛神经。颈襻喉返神经吻合术（图 3-13）：颈襻神经主要支配舌骨下肌群，离断该神经可能导致支配肌肉的萎缩，但对功能和外观影响不大。一般选用颈襻主干或较粗的分支，其含丰富的运动纤维，因此是较为理想的修复神经供体。经该方法修复喉返神经后，多数患者声带运动良好，大部分患者声音恢复正常或接近正常。

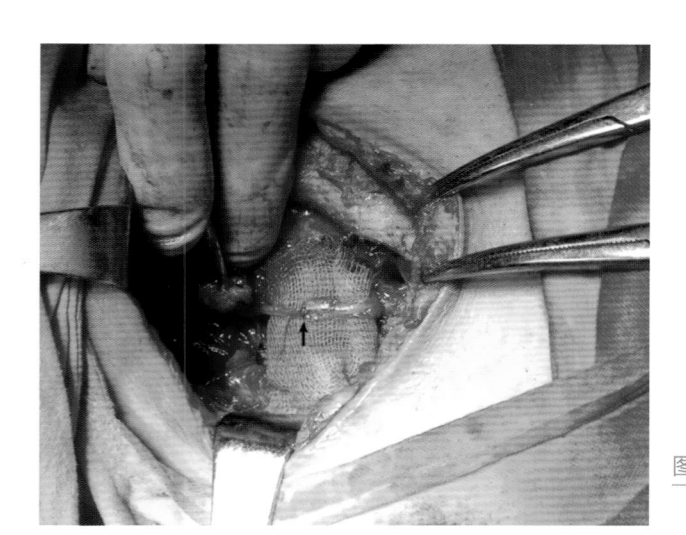

图 3-12　喉返神经（左）端端吻合术

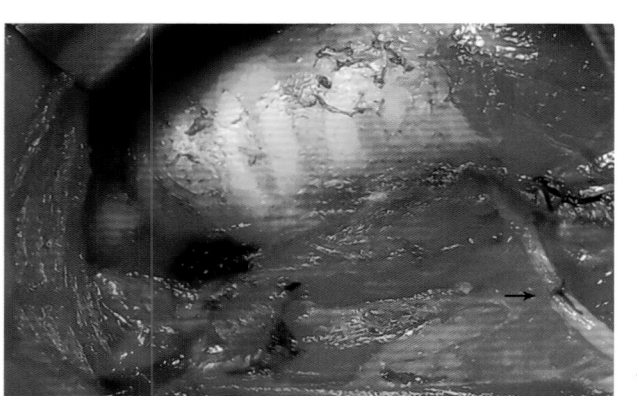

图 3-13　颈襻喉返神经（左）吻合术

3. 喉上神经外支损伤

◆ **要点**

　　① 喉上神经内支受损，患者可出现饮水呛咳；外支受损，患者可出现音高不能、发声疲劳、声音嘶哑等症状。

　　② 频闪喉镜下，声带松弛、声带紧张度下降，说明喉上神经外支受损。

③ 损伤的常见原因有：对喉上神经外支走行及毗邻关系缺乏认识；对喉上神经外支解剖结构认识欠佳；癌灶浸润神经、保护困难；手术区域粘连严重，保护神经困难；能量器械使用不当等。

④ 预防喉上神经外支损伤的重点是清晰显露甲状腺上极周围术野。

⑤ 预防损伤的措施有：我国内甲状腺手术切口位置偏低，显露上极周围术野相对困难，必要时延长手术切口，获得良好的术野；甲状腺上极血管的处理尽可能贴近上极被膜，有效预防 Cernea 分型 Ⅰ 型 和 Ⅱa 型的外支受损；必要时切断部分胸骨甲状肌，骨骼化处理甲状腺上极血管，可预防 Cernea 分型 Ⅱb 型的外支受损；应用 IONM，观察环甲肌震颤或肌电信号，准确掌握走行在肌肉表面或肌肉内的神经纤维大致位置，可有效预防外支的损伤。

喉上神经损伤发生率略低于喉返神经，为 10% ~ 28%。喉上神经可分为内支和外支，内支支配喉黏膜感觉，外支支配环甲肌和咽下缩肌。内支受损，患者可出现饮水呛咳；外支受损，患者可出现音高不能、发声疲劳、声音嘶哑等症状。频闪喉镜下，声带松弛、声带紧张度下降，说明喉上神经外支受损。喉上神经在舌骨大角水平分为内、外支，内支在喉上动脉的后方穿入甲状舌骨膜，进入喉内；外支伴行一段甲状腺上极血管，进入环甲肌（图 3-14）。因此，甲状腺手术中，喉上神经外支损伤概率比内支损伤高。损伤方式多种多样，神经膜的损坏、挫伤、钳夹、结扎、吸引、灼伤、切断等均可发生。损伤的原因有：①对喉上神经外支走行及毗邻关系缺乏认识；②对喉上神经外支解剖结构认识欠佳；③癌灶浸润神经、保护困难；④手术区域粘连严重，保护神经困难；⑤能量器械使用不当等。

喉上神经外支与甲状腺上极血管的解剖关系（Cernea 分型）可分为 3 种：①外支与甲状腺上动静脉的交叉位置距甲状腺上极 1cm 以上；②外支与甲状腺上动静脉的交叉位置距甲状腺上极 1cm 以内；③外支与甲状腺上动静脉的交叉位置在甲状腺上极以下。很显然，处理上极血管时，第一种解剖关系损伤风险最低，第三种解剖关系损伤风险最高。外支与甲状腺上动静脉交叉后，在甲状腺上极内侧穿入咽下缩肌或在其表面走行，进入环甲肌。由于外支神经纤维细小，直径约为 0.8mm，特意解剖、游离时，更容易损伤。除了局部晚期病例外，肿瘤侵犯喉上神经外支的发生率较低。再次手术病例，因为术区粘连、解剖结构关系不清，容易损伤该神经。

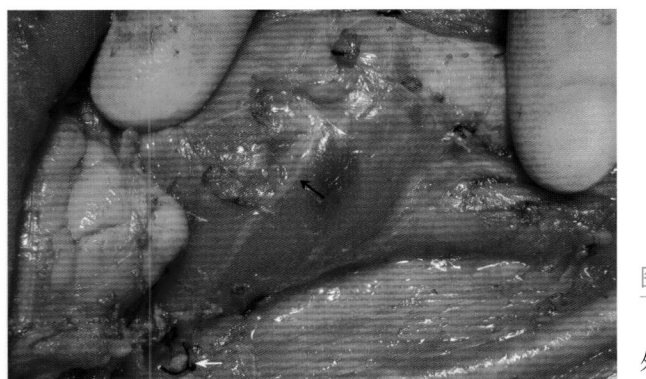

图3-14　**喉上神经外支（右）显露**

外支在咽下缩肌表面走行，进入环甲肌，白色箭头处为被结扎、切断的甲状腺上动脉。

预防喉上神经外支损伤的重点是清晰显露甲状腺上极周围术野。国内甲状腺手术切口位置偏低，显露上极周围术野相对困难，必要时延长手术切口，获得良好的术野；甲状腺上极血管的处理尽可能贴近上极被膜，有效预防上述①、②类解剖关系的外支受损；必要时切断部分胸骨甲状肌，骨骼化处理甲状腺上极血管，可预防上述③类解剖关系的外支受损；应用 IONM，观察环甲肌震颤或肌电信号，准确掌握走行在肌肉表面或肌肉内的神经纤维大致位置，可有效预防外支的损伤。

当单侧喉上神经外支受损时，可给予神经营养和激素类药物，由于健侧代偿作用，多数患者症状可在 3 个月内不同程度地恢复。如果双侧喉上神经外支受损，患者环甲肌和咽下缩肌功能障碍，会出现吞咽困难、呛咳、发声困难，必要时进行手术治疗。

4. 甲状旁腺损伤

◆ **要点**

① 术后甲状旁腺功能减退导致低钙血症，表现为口唇、手指、脚趾麻木，手足抽搐，严重时出现喉肌、膈肌等呼吸肌痉挛，甚至窒息。

② 甲状腺旁腺呈扁平圆形或卵圆形，平均直径约 6mm，通常呈黄褐色，表面可见细小血管纹理，放大镜下观察更加明显。

③ 术中辨认甲状旁腺的基础上，保护血运同样非常重要。

④ 手术结束前，要仔细检查保留的甲状旁腺血运状态，若颜色没有发生改变或较前略加深，被膜光泽，说明血供正常。如果颜色变为苍白色，说明出现缺血，可能需要进行自体移植；如果颜色变为深褐色，说明静脉回流障碍，可用细针头刺扎几针，暗红色血液流出，再观察颜色改善，可原位保留；如果颜色变为黑色，说明严重的静脉回流障碍，经过针扎、切开被膜等处理后，颜色仍未改善，需要自体移植。

⑤ 甲状旁腺自体移植术包括组织包埋和匀浆注射法。

⑥ 术后甲状旁腺功能减退，出现急性低钙血症，血钙< 1.75mmol/L，即便无临床症状，也需要静脉补充钙剂。

甲状旁腺损伤导致的甲状旁腺功能减退是甲状腺术后常见并发症，尤其是全甲状腺切除术后。一过性甲状旁腺功能减退症发生率为 49%～56%，永久性甲状旁腺功能减退症发生率为 0～13%。甲状旁腺功能减退患者出现低钙血症，表现为口唇、手指、脚趾麻木，手足抽搐，严重时出现喉肌、膈肌等呼吸肌痉挛，可导致患者窒息。轻症患者 Chvostek 征（面神经叩击诱发抽搐）和 Trousseau 征（束臂加压诱发抽搐）呈阳性。损伤的原因有：①术中未能辨识甲状旁腺；②未充分保护甲状旁腺血运；③癌侵犯导致保护困难；④再次手术，区域粘连严重，保护困难；⑤电凝等操作引起的热损伤。

人甲状腺旁腺呈扁平圆形或卵圆形，平均直径约 6mm，通常呈黄褐色，表面可见细小血管纹理，放大镜下观察更加明显。一般为 4 枚，文献报道数量为 1～6 枚（图 3-15）。上位甲状旁腺位置较为固定，位于喉返神经入喉处外上方，甲状腺腺体背侧中上 1/3 交界处附近。下位甲状腺旁腺位置相对不固定，可位于甲状腺中部外侧、下极外侧、下极背侧、气管旁、胸腺附近、胸腺内或纵隔内。上位甲状旁腺血供多数来源于甲状腺下动脉的上行支，部分来源于甲状腺上动脉的后支，少数来源于上、下动脉共同滋养。而下位甲状旁腺的血供多数来源于甲状腺下动脉的下行支，部分来源于甲状腺最下动脉，少数来源于甲状腺实质的滋养血管或胸腺的滋养血管（图 3-16）。再次手术或癌浸润病例，局部粘连，解剖结构显露困难，为保护甲状旁腺带来困难。

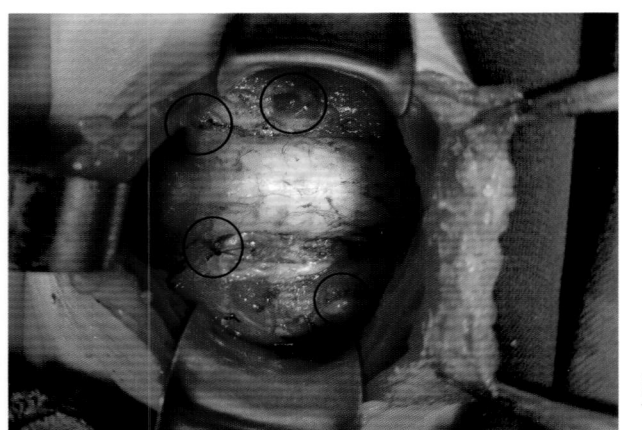

图 3-15　**左右侧上、下位甲状旁腺的显露**

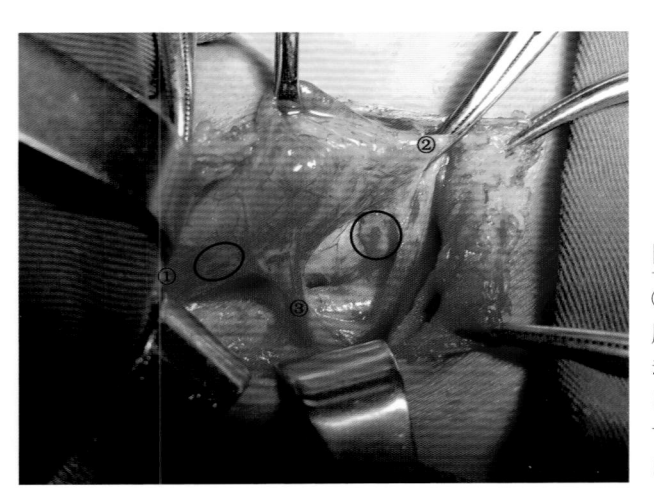

图 3-16　**甲状旁腺血供来源**

①为甲状腺上极；②为甲状腺下极；③为右侧甲状腺下动脉；该患者右侧上、下位甲状旁血供主要来源于甲状腺下动脉；圆圈内为上、下位甲状旁腺。

行业内流行的预防甲状旁腺损伤的理念是"术中要把每一枚甲状旁腺当作最后一枚来仔细保护"。预防损伤的前提是准确辨认甲状旁腺，有时与脂肪颗粒和淋巴结区别困难。脂肪颗粒呈球形或椭圆形，颗粒大小不一，通常呈金黄色，表面无血管纹理，生理盐水中易漂浮；而淋巴结呈豆形或圆形，大小不一，一般呈粉红色，正常淋巴结可观察到淋巴结门，转移淋巴结触摸质地硬。根据这些特点应该很好辨认脂肪、淋巴结、甲状旁腺，如果辨认困难，术中可以切取部分组织，进行快速病理检查。辨认甲状旁腺的基础上，保护血运同样非常重要。保护上位甲状旁腺血供时，要做到：①处理甲状腺上极时，骨骼化血管，紧贴上极被膜，分别结扎切断血管，充分保护上动脉后支；②处理甲状腺侧方时，保护下动脉的上行支，避免结扎下动脉主干；③保护动脉血供的基础上，仔细保护回流的静脉；④尽可能保留甲状旁腺外脂肪囊的完整性；⑤处理紧贴甲状旁腺的血管时，建议选择传统结扎，电凝等操作可导致热损伤。保护下位甲状旁腺血供时，要做到：①处理甲状腺侧方时，保护下动脉的下行支，避免结扎下动脉主干；②血供来源于最下动脉时，要保留最下动脉的完整性；还要做到上述③、④、⑤。下位甲状旁腺的辨认和保护血供，要比上位甲状旁腺困难。尤其是中央区淋巴结清扫时，下位甲状旁腺的保护更加困难。此时，可选择摘除下位甲状旁腺，进行自体移植。手术结束前，要仔细检查保留的甲状旁腺血运状态，若颜色没有发生改变或较前略加深，被膜光泽，说明血供正常（图 3-17、图 3-18）。如果颜色变为苍白色，说明出现缺血，可能需要进行自体移植；如果颜色变为深褐色，说明静脉回流障碍，可用细针头刺扎几针，暗红色血液流出，再观察颜色改善情况，可原位保留；如果颜色变为黑色，说明严重的静脉回流障碍，经过针扎、切开被膜等处理后，颜色仍未改善，需要自体移植。

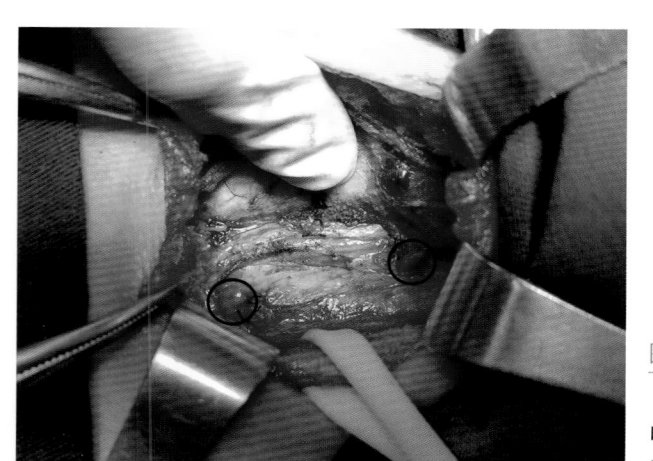

图 3-17 左侧上、下位甲状旁腺
原位保留

甲状旁腺血运正常，颜色呈黄褐色，被膜光泽。

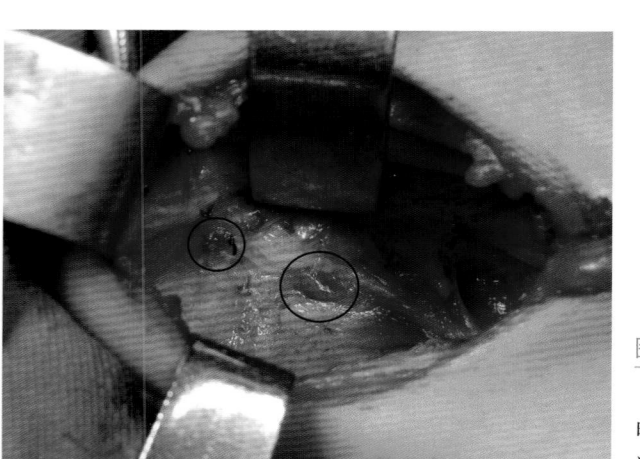

图 3-18 右侧上、下位甲状旁腺
原位保留

甲状旁腺血运正常，颜色呈黄褐色，被膜光泽。

当术中无法保留甲状旁腺功能时，需要进行自体甲状旁腺移植术，包括：组织包埋和匀浆注射法。包埋：剪去离体甲状旁腺附着脂肪组织，用眼科剪刀把腺体剪成细碎颗粒，切开接受移植肌肉肌膜，钝性分离肌纤维，将剪碎组织种植在内，用不可吸收线缝合标记。匀浆注射：将腺体剪碎呈细小碎粒，与 2mL 无菌生理盐混匀，制作成组织混悬液，注入肌肉组织内，用不可吸收线或金属夹进行标记。一般认为，注射法移植存活率较高，但存在将混悬液注射进血管内的风险。接受移植肌肉一般选择健侧胸锁乳突肌或前臂肌肉。对于甲状腺癌的手术，移植前切取部分甲状旁腺组织，进行术中快速病理检查确认，再进行移植为宜。

术后甲状旁腺功能减退，出现急性低钙血症，血钙＜ 1.75mmol/L，即便无临床症状，也需要静脉补充钙剂。当出现手足抽搐、影响呼吸的严重症状时，10% 葡萄糖酸钙 1g 或 2g + 5% 葡萄糖溶液 50mL，缓慢静脉推注，后根据具体情况选择钙剂剂量，改为静脉滴注。同时开始口服钙剂和维生素 D 制剂。对于慢性低钙血症，选择口服钙剂（碳酸钙、枸橼酸钙等）和活性维生素 D（骨化三醇）治疗。对于补充钙剂和维生素 D 效果差的患者，也可给予 PTH 肽（TransCon 甲状旁腺素等）替代治疗，或者进行胎儿或新生儿为供体的甲状腺、甲状旁腺移植手术。

5. 右颈淋巴导管或胸导管损伤

◆　要点

① 术后单纯的淋巴漏，对患者全身影响较小，大量的乳糜漏，会导致患者血液电解质紊乱、血容量减少、局部感染、纵隔内感染、皮瓣坏死，甚至导致颈部大血管出血，危及生命。

② 预防右淋巴导管或胸导管损伤的关键是了解其解剖走行和解剖结构。

③ 术中清扫锁骨上缘、颈内静脉下段淋巴结时，避免特意去解剖淋巴导管，反而会增加损伤的概率；操作要轻柔，避免淋巴导管的管壁撕裂；淋巴导管的注入可以是多干，所以每一步处理要钳夹、结扎为妥；发现术中有透明的清亮液体流出，仔细寻找漏口，结扎闭合，必要时与周围组合一并缝合结扎；术中对淋巴导管漏口缝合结扎处理不满意时，可以喷洒医用生物胶；不建议该区域应用能量器械，即便应用，也应该补充结扎为妥；手术结束时，挤压患者胸腹部或让麻醉师增加胸腔内压力，检查术区有无清亮液体流出。

④ 术后出现淋巴漏或乳糜漏时，多数情况下选择保守治疗可好转。

甲状腺手术后右淋巴导管或胸导管的损伤，会导致淋巴漏及乳糜漏的发生，发生率为 4.5%～8%，相对少见。单纯的淋巴漏，对患者全身影响较小，大量的乳糜漏，会导致患者血液电解质紊乱、血容量减少、局部感染、纵隔内感染、皮瓣坏死，甚至导致颈部大血管出血，危及生命。右淋巴导管或胸导管损伤的原因有：①对右淋巴导管和胸导管的走行缺乏认识；②对淋巴导管的解剖结构认识欠佳；③癌灶浸润或二次手术，局部解剖困难；④术中操作粗暴，导致淋巴导管的管壁破裂；⑤术中发现淋巴漏或乳糜漏，但处理不妥。

右淋巴导管由颈干、锁骨下干和支气管纵隔淋巴干等汇合而成，收集右上肢、右半头颈、右肺以及右半胸壁的淋巴，为一短干淋巴导管，长不超过 1.5cm，注入右静脉角或右锁骨下静脉（图 3-19），注入类型可以是单干、双干、多干。胸导管起源于第 1～2 腰椎前方，左右腰干和肠干汇合而成的乳糜池，收集两下肢、盆腔、内脏、左肺、左半心、左半胸壁、左上肢、左半头部的淋巴，是全身最长、最粗的淋巴导管，长 30～40cm，在食管后、脊柱前方上行，第 6～7 颈椎高度向前弓状弯曲，注入左颈内静脉或左静脉角（图 3-20），注入类型可以是单干、双干、多干，并且胸导管末端还形成淋巴管丛。右淋巴导管或胸导管的管壁薄且透明，抗牵拉能力差，解剖变异较多。

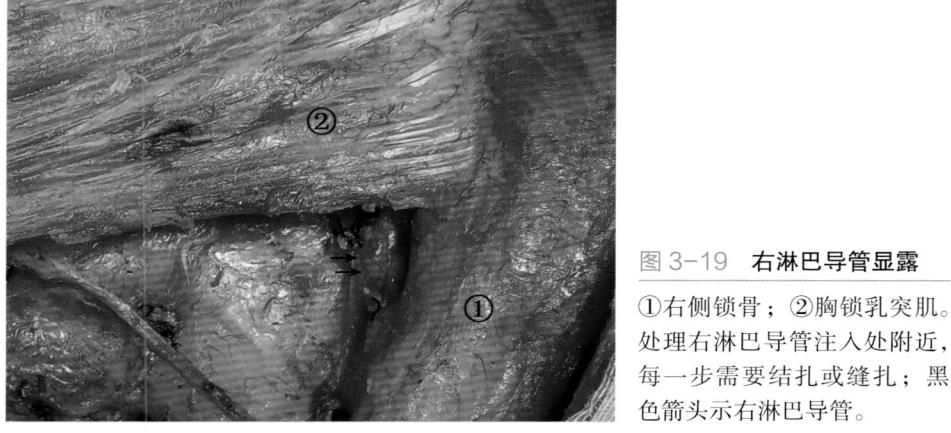

图 3-19　右淋巴导管显露

①右侧锁骨；②胸锁乳突肌。处理右淋巴导管注入处附近，每一步需要结扎或缝扎；黑色箭头示右淋巴导管。

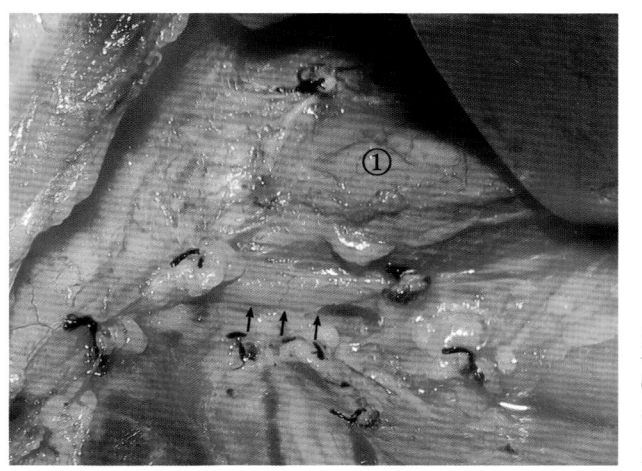

图 3-20 **胸导管显露**

①左侧颈内静脉。处理胸导管注入处附近，每一步需要结扎或缝扎；黑色箭头示胸导管。

　　预防右淋巴导管或胸导管损伤的关键是了解其解剖走行和解剖结构。术中清扫锁骨上缘、颈内静脉下段淋巴结时，避免特意去解剖淋巴导管，反而会增加损伤的概率（图 3-21）；操作要轻柔，避免淋巴导管的管壁撕裂；淋巴导管的注入可以是多干，所以每一步处理要钳夹、结扎为妥；发现术中有透明的清亮液体流出，仔细寻找漏口，结扎闭合，必要时与周围组合一并缝合结扎（图 3-22）；术中对淋巴导管漏口缝合结扎处理不满意时，可以喷洒医用生物胶；不建议该区域应用能量器械，即便应用，也应该补充结扎为妥；手术结束时，挤压患者胸腹部或让麻醉师增加胸腔内压力，检查术区有无清亮液体流出。

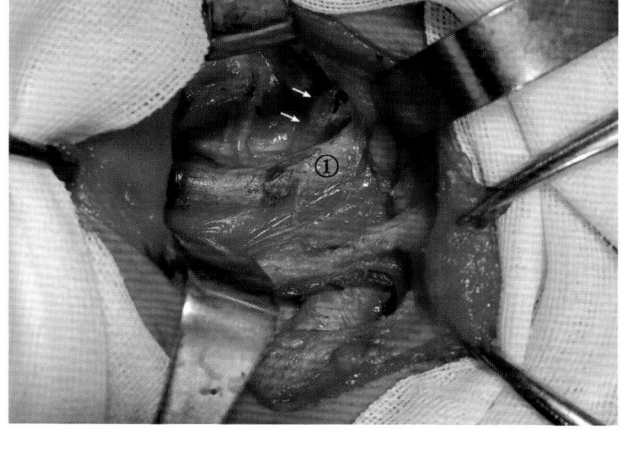

图 3-21 **选择性颈淋巴结清扫术中显露胸导管**

①左侧颈内静脉。清扫锁骨上缘、颈内静脉下段淋巴结时，注意勿损伤胸导管；白色箭头示胸导管。

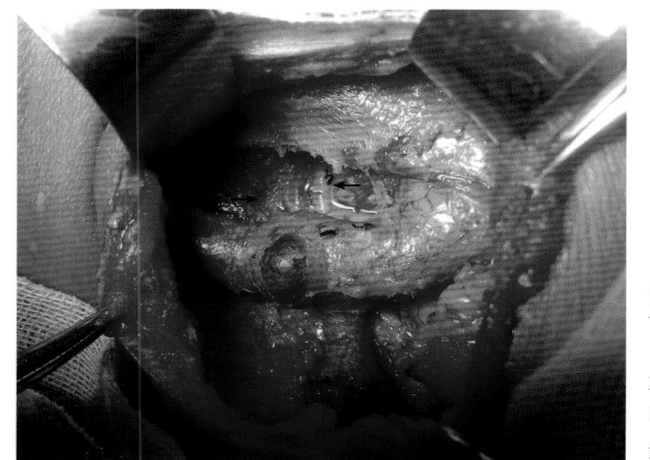

图 3-22　选择性颈淋巴结清扫术中出现淋巴漏

术区出现透明的清亮液体，说明出现淋巴漏，需要认真、仔细寻找漏口。

术后出现淋巴漏或乳糜漏，多数情况下选择保守治疗可好转。保守治疗包括：①饮食控制和营养支持：根据引流量多少选择高热量、高蛋白、低脂肪饮食，或者禁食，静脉给予营养支持治疗；②持续吸引，加压包扎：充分引流，避免残腔内乳糜液积聚继发感染；适当给予加压包扎，减少漏出量，但需要注意皮瓣承受力，避免压迫导致引流不畅的发生；③乳糜液积聚诱发炎症，压迫导致皮瓣感染风险增加，甚至严重病例出现纵隔内感染，建议适当给予抗生素治疗。经过保守治疗难以奏效时，尽早手术治疗。手术治疗难度较大，术中仔细寻找漏口，同时避免新的损伤发生。对于找到的漏口稳妥结扎，往往周围组织水肿、质地脆，与周围组织一并缝扎无法完成。此时，可以转移邻近肌瓣，填塞加固，缝隙内喷洒生物胶为宜。

6. 气管或食管损伤

◆ **要点**

① 气管损伤，术后患者表现为皮下气肿，咳嗽后气肿加剧，继而可发生纵隔气肿。食管损伤，术后患者表现为进食后引流变浑浊或食物流出，伴局部肿胀和疼痛。

② 对于复杂恶性肿瘤手术，或者有既往手术史的患者，评估病变与气管、食管的关系，要做好术中气管切开的准备，术前留置胃管，用于术中判定食管的走行。

③ 术中切除部分气管，重建气道时，缝合完毕，术区注入生理盐水，嘱咐麻醉师将插管的气囊移至重建处上方，加压胸腔，观察有无漏气。

④ 术中切除部分食管壁，如果肿瘤未侵及食管黏膜，直接修复食管肌层；如果肿瘤侵及食管全层，则切除部分食管，直接缝合修复或皮瓣修复。

⑤ 腔镜手术或能量器械导致的气管、食管损伤，有时术中难以发现。

⑥ 气管囊肿、食管憩室等少见病例的处理与术者临床经验密切相关。

气管、食管损伤是甲状腺手术少见的并发症，由于食管解剖位置的原因，术中损伤更加少见。气管损伤，患者术后表现为皮下气肿，咳嗽后气肿加剧，继而可发生纵隔气肿。食管损伤，患者术后表现为进食后引流变浑浊或食物流出，伴局部肿胀和疼痛。引起气管、食管损伤的原因有：①肿瘤侵犯气管或食管壁，术中切除肿瘤困难；②二次手术，术区粘连严重，分离气管及食管困难；③术中切除部分气管或食管，虽然进行修复、重建，术后出现气管或食管漏；④腔镜手术中，局部视野显露困难或术者经验不足；⑤能量器械的不适当应用；⑥气管囊肿、食管憩室等少见病的误诊。

预防气管、食管损伤与术前评估有关。对于复杂恶性肿瘤手术，或者有既往手术病史的患者，根据术前影像学检查结果，评估病变与气管、食管的关系。要做好术中气管切开的准备，气管插管的选择以弹簧型插管为宜；术前留置胃管，用于术中判定食管的走行，预防损伤。术中切除部分气管，重建气道时，先将所有缝合线贯穿好吻合的两端，结扎缝线时，从一侧向另一侧按顺序打结，松紧一致，预防术后气管漏（图 3-23）；缝合完毕，术区注入生理盐水，嘱咐麻醉师将插管的气囊移至重建处上方，加压胸腔，观察有无漏气。术中切除部分食管壁，如果肿瘤未侵及食管黏膜，直接修复食管肌层（图 3-24）；如果肿瘤侵及食管全层，则切除部分食管，直接缝合修复或皮瓣修复。腔镜手术或能量器械导致的气管、食管损伤，屡屡发生，有时术中难以发现其损伤，术后引起严重后果。气管囊肿（图 3-25）、食管憩室（图 3-26）等少见病例的处理与术者临床经验密切相关。

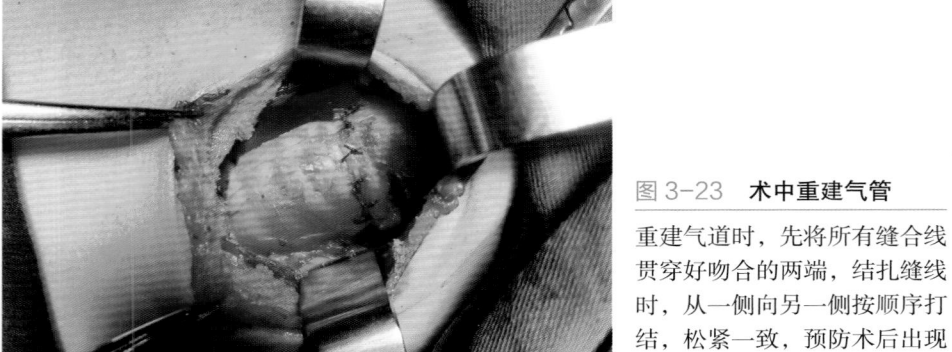

图 3-23　术中重建气管

重建气道时，先将所有缝合线贯穿好吻合的两端，结扎缝线时，从一侧向另一侧按顺序打结，松紧一致，预防术后出现气管漏。

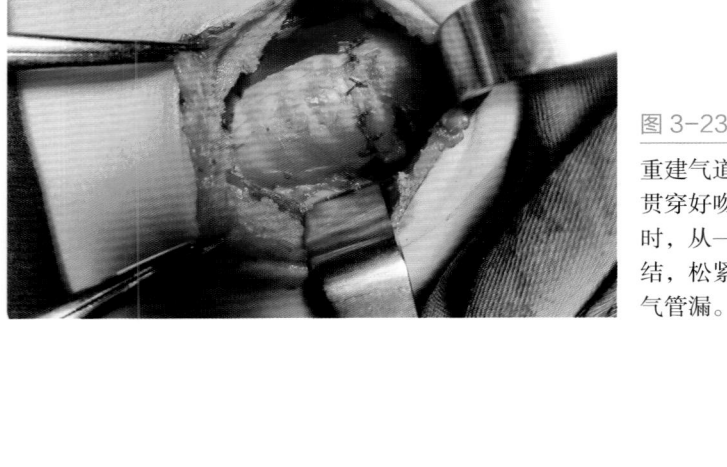

图 3-24　术中修复食管

肿瘤未侵及食管黏膜，术中直接修复食管肌层即可；箭头示修复处。

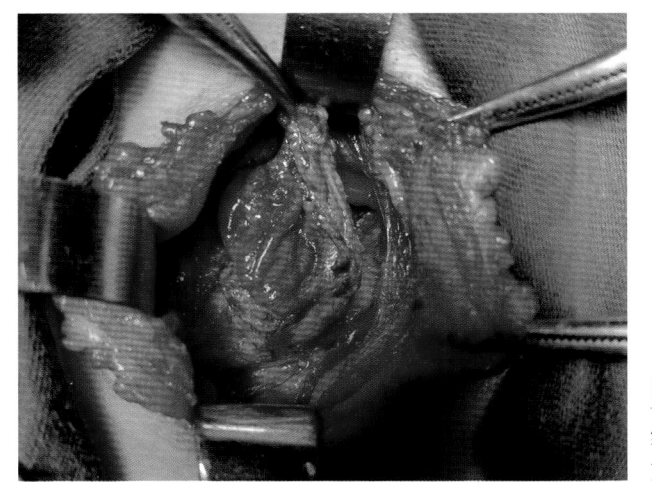

图 3-25　气管囊肿

囊肿位于气管正前方，上、下方为正常气管。

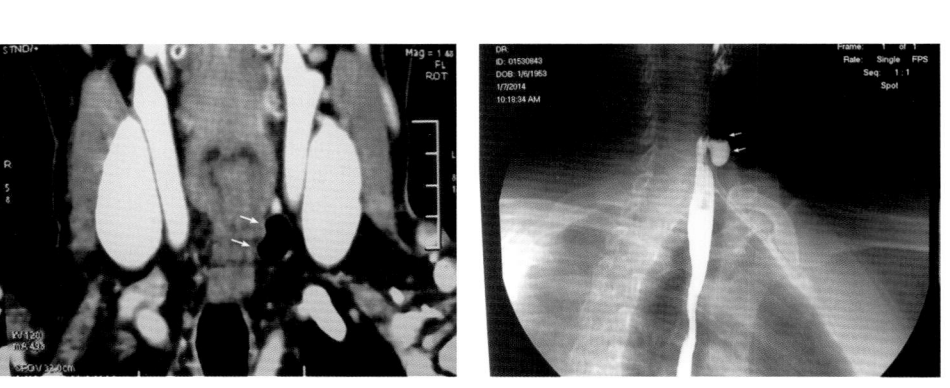

CT 下可见到左侧颈咽部外下方豌豆形低密度影，边界清晰。

口服食管造影，可见到食管外囊状突起影，提示食管中段憩室。

图 3-26　食管憩室

　　当术后出现气管漏，如果漏气量少，通过加强吸引以及局部加压包扎，多数患者可好转。否则，再次手术修复漏气口，必要时进行气管切开术。术后食管瘘是严重的并发症，高位食管瘘的愈合相对困难，患者需要禁食水、给予胃肠内营养或静脉营养、充分引流漏出液、抗感染对症治疗。如果保守治疗失败，则进行手术修复，必要时切除部分食管、皮瓣修复或管状胃代替食管。

7. 手术切口瘢痕形成

◆ **要点**

① 甲状腺术后切口瘢痕形成是指颈部皮肤切割损伤所引起的正常皮肤组织外观形态和组织病理学改变。

② 预防颈部切口瘢痕形成与术中、术后切口的管理密切相关。

③ 切口感染、组织坏死、异物残留、烫伤以及切口机械张力均导致瘢痕过度形成。

④ 预防瘢痕形成，可口服曲尼司特，外贴硅胶类聚合物预防增生性瘢痕形成；对于形成瘢痕可局部注射曲安奈德、激光照射等治疗。

甲状腺术后切口瘢痕形成（post-operative scar formation）是指颈部皮肤切割损伤所引起的正常皮肤组织外观形态和组织病理学改变，是创伤修复过程中必然产物。适度的瘢痕形成是机体修复创伤的正常反应，但过度的瘢痕形成导致的增生性瘢痕是病态表现。甲状腺开放手术切口中比较常见，特别是颈淋巴结清扫术的"L"形切口（图 3-27）。增生性瘢痕给患者带来心理、生理上的痛苦，严重者影响患者的社交活动以及颈部功能。影响颈部切口瘢痕形成的因素有：①个体原因：种族、性别、年龄；②手术切口类型：无菌切口、感染切口、张力切口；③切割方法：锐性切割、电刀切割、热损伤；④治疗方法：术后切口的管理以及预防瘢痕形成的措施；⑤细胞学水平：组织中纤维细胞、细胞因子、胶原基质等相互作用等。

预防颈部切口瘢痕形成与术中、术后切口的管理密切相关。黄种人皮肤的真皮组织厚、胶原蛋白含量高，较白人更容易形成瘢痕；年轻人激素分泌旺盛、皮脂腺发达，较老年人更容易形成瘢痕。这些个体原因我们是无法控制的，因此，术中、术后切口的处理非常关键。颈部切口为Ⅰ类无菌切口，但出现感染、组织坏死、缝线等异物残留，会导致炎症反应，炎性细胞因子过度释放，表皮再生延迟，肉芽组织增多，瘢痕过度形成。同样，切开皮肤及皮下组织，未用手术刀一次性切割，用电刀或者电凝止血，会烫伤皮肤，均可导致炎症反应，瘢痕过度形成。因此，术中严格无菌操作，预防切口感染，皮肤切割和止血，慎用电刀，减少皮肤及皮下组织内异物残留，建议皮肤缝合采用尼龙线，术后拆除。机械张力在颈部瘢痕形成中非常重要，张力过大，皮肤组织成纤维细胞增殖过多，胶原蛋白合成增加，导致瘢痕过度形成。因此，术后应用减张胶布等减轻张力为好（图 3-28）。

术后切口拆线后，可早期口服曲尼司特预防瘢痕形成，日本的临床试验效果较好。外贴硅胶类聚合物也可预防和治疗增生性瘢痕（图 3-29）。对于已形成的瘢痕，可以局部注射曲安奈德或得宝松治疗。在皮肤科进行强脉冲光激光、超脉冲 CO_2 激光以及离子束等物理治疗。总之，对于有瘢痕形成病史者，早期预防比治疗更重要。

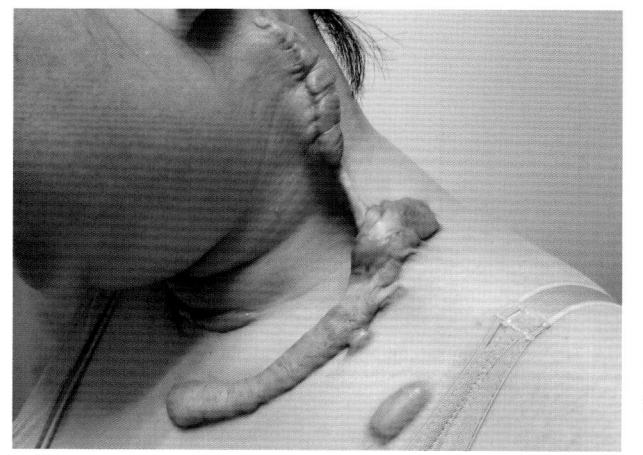

图 3-27 **切口瘢痕形成**
颈淋巴结清扫术的"L"形切口瘢痕，已影响颈部活动。

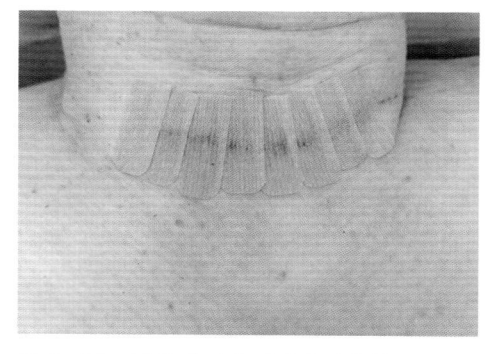

图 3-28 **甲状腺手术后减张胶布的应用**

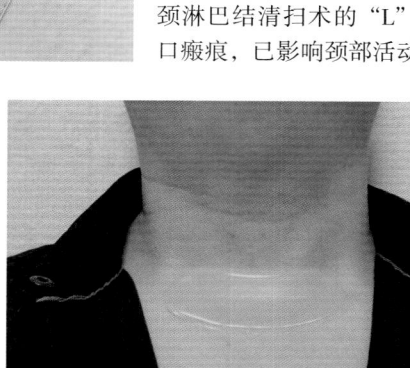

图 3-29 **外贴硅胶类聚合物预防和治疗增生性瘢痕**

⬤ 8. 少见并发症——皮肤窦道形成

◆ **要点**

①甲状腺手术后切口拆线甚至愈合后出现手术部位不适、疼痛、颈部皮肤破溃、流脓，经换药后感染得到控制，切口愈合，后再次出现破溃、流脓，反复多次后感染灶呈现瘢痕化，进而形成窦道。

②皮肤窦道形成与甲状腺及周围间隙的感染、异物残留以及甲状腺切除方式等有关。

③明确皮肤窦道形成，急性发作期，给予切口换药、充分引流、抗炎对症治疗。待急性炎症得到控制后进行窦道完整切除术。

甲状腺手术后皮肤窦道形成（post-thyroidectomy skin sinus formation）是少见的并发症之一，发生率约0.08%。患者表现为：甲状腺手术后切口拆线甚至愈合后出现手术部位不适、疼痛、颈部皮肤破溃、流脓，经换药后感染得到控制，切口愈合，后再次出现破溃、流脓，反复多次后感染灶呈现瘢痕化，进而形成窦道，伴有或不伴有全身不适、发热症状。查体时，可见到颈部皮肤手术切口瘢痕及外瘘口（图3-30），同时观察外瘘口大小、周围皮肤情况、排出物形状，触摸外瘘口周围组织，确定有无肿块、瘢痕及条索状物。超声检查可确定窦道位置及走行（图3-31）。常见原因有：①感染：甲状腺及周围间隙的感染；②异物：甲状腺窝内缝线等异物残留；③甲状腺切除方式：甲状腺部分切除术、甲状腺大部切除术；④并发症：糖尿病、放化疗后；⑤药物：类固醇、免疫制剂等应用。

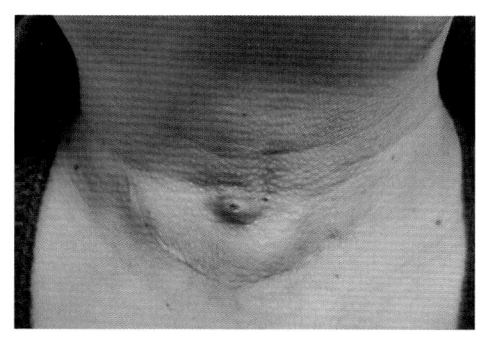
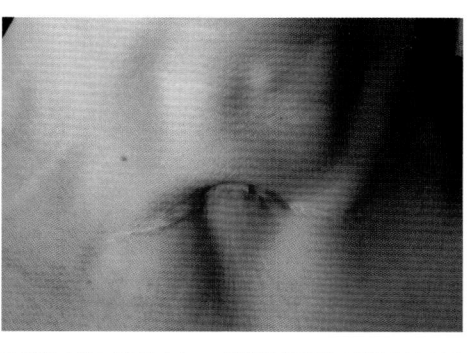

窦道口位于切口上方，可见到外瘘口。

窦道口位于切口上，吞咽时牵拉导致切口回缩；切口上方可见到感染灶导致的皮肤隆起。

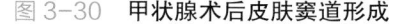
图 3-30　**甲状腺术后皮肤窦道形成**

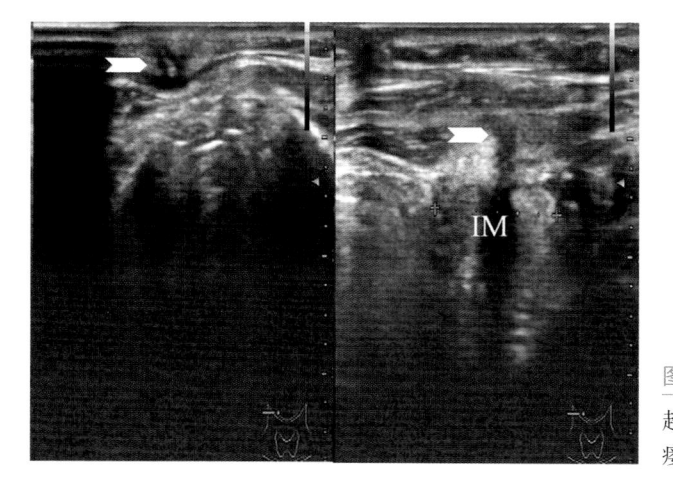

图 3-31　**颈部超声表现**

超声可见到皮下及残余腺体内瘘管影。

　　甲状腺的感染性疾病很少见，原因是甲状腺具有完整的包膜，腺体内碘含量高，血管和淋巴丰富，这些会有效抵御外来的侵犯。但是，甲状腺手术导致腺体解剖结构的破坏，会削弱以上因素的保护作用。该并发症的发生与手术方式和甲状腺窝内异物残留密切相关。当前，甲状腺手术方式基本规范化为腺叶切除术或全甲状腺切除术，该并发症的发生率明显减少。以往甲状腺部分切除术、大部切除术、次全切除术等各种术式并存，缝合残余腺体的方式和缝线种类多种多样。术中可见到多数患者的窦道终点位于残余腺体上；显微镜下，手术切除的窦道标本内均发现了异物——缝线（图 3-32）。说明残余腺体成为感染的温床，如果行全甲状腺切除术可能有效降低感染的发生。异物缝线可能被细菌定植成为附着体，有利于形成细菌生物膜，成为继发的感染源。另外，全身免疫状态也影响窦道的形成，合并糖尿病、服用免疫抑制剂等会促进感染的发生。由此可见，医源性因素是甲状腺切除术后皮肤窦道形成的最主要原因。

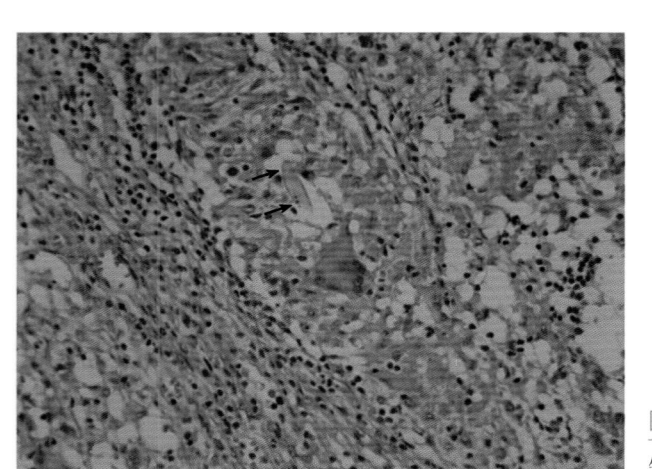

图 3-32　**切除窦道病理**
镜下可见到组织内异物——缝线。

　　预防术后皮肤窦道形成，首先抛弃甲状腺部分切除术、大部切除术、次全切除术等手术方式，即可消除细菌感染的温床，避免了无腺体的缝合线、无细菌感染的附着体。这样就有效降低了甲状腺窝及残余腺体周围的感染。术中过多应用丝线，相比可吸收线的应用，增加窦道形成的可能。因此，甲状腺手术中，建议采用可吸收线。

　　术后明确皮肤窦道形成，急性发作期，给予切口换药、充分引流，对脓液进行细菌培养，及时给予抗感染治疗。待急性炎症得到控制后进行窦道完整切除术。外科处理原则是消除病因、除去异物、清除感染灶、完整切除窦道，必要时切除患侧残余腺体。由于反复感染、解剖不清，窦道全程显露困难者，可采用探头、橡皮管、纤维镜等进行引导，确认窦道走行。

二、甲状腺癌治疗有关热点问题

1. 微小乳头状癌的积极观察策略

◆ **要点**

① 日本的 Miyauchi Akira 和 Sugitani Iwao 教授率先开展微小乳头状癌的积极观察策略。

② 基于 2 项日本前瞻性对照试验结果，日本 2018 版《甲状腺肿瘤诊疗指南》和美国 2015 版《ATA 指南》均推荐该策略。

③ 对于直径 ≤ 1cm，无转移、浸润征象的超低危甲状腺乳头状癌患者，经过详细介绍非手术治疗的优缺点，本人充分理解并自愿接受的基础上，可以进行积极观察。

1993 年日本 KUMA 医院 Miyauchi 教授提出对于影像学检查无远处及淋巴结转移，细胞学证实非侵袭性病理类型，肿瘤位置无侵犯气管及喉返神经风险的低危微小乳头状癌患者可不急于手术治疗，作为一种选择性处理方案可以进行积极观察。1995 年日本癌研医院 Sugitani 教授也开始了对此类患者的积极观察。KUMA 医院（Thyroid. 2014，24：27-34）报告了到目前为止 1235 例无症状微小乳头状癌的积极观察结果，平均观察 75 个月，肿瘤直径 3mm 以上增长的病例 5 年 4.9%、10 年 8.0%，明确淋巴结肿大 5 年 1.7%、10 年 3.8%，明显临床进展 10 年 6.8%，结果令人满意。Sugitani 等（World J Surg. 2014，38：673-678）报告，截至 2011 年诊断为微小乳头状癌患者共 415 例，其中 322 例选择了积极观察，平均观察时间 6.5 年，最长 22 年，肿瘤直径增长超过 3mm 以上病灶 25 个（6%），3mm 以上缩小病灶 13 个（3%），无变化 377 个病灶（91%）；观察期间无甲状腺外侵犯及远处转移病例，仅仅 3 例（0.9%）患者出现临床明显的淋巴结转移。基于这些研究成果，美国 2015 版《ATA 指南》指出，对于极低危甲状腺微小乳头状癌（非侵袭性病理类型，无侵犯及远处转移）患者推荐进行积极观察。日本 2018 版《甲状腺肿瘤诊疗指南》也同样推荐极低危（$T_{1a}N_0M_0$）微小乳头状癌可进行积极观察。中国 2012 年在《甲状腺结节和分化型甲状腺癌诊治指南》中提出局限于一侧腺叶内的单发分化型甲状腺癌，并且肿瘤原发灶 ≤ 1cm、复发危险度低、无童年期头颈部放射线接触史、无颈部淋巴结转移和远处转移、对侧腺叶内无结节的病例建议行甲状腺腺叶峡部切除术，显然无积极观察策略的选项。中国 2016 版《甲状腺微小乳头状癌诊断与治疗专家共识》给出微小乳头状癌的密切观察指征：①非病理学高危亚型；②肿瘤直径 ≤ 5mm；③肿瘤位于甲状腺腺体内且无被膜及周围组织侵犯；④无淋巴结或远处转移；⑤无甲状腺癌家族史；⑥无青少年或童年时期颈部放射暴露史；⑦患者心理压力不大、能积极配合。满足以上全部条件的患者可建议密切观察，对观察指征的把握非常严格。那么，临床上微小乳头状癌积极观察还是手术，大家似乎担心的还是观察期间出现进展如何处理。KUMA 医院 Ito 等研究中证实，积极观察的甲状腺乳头状癌患者 5 年淋巴结转移率约 1.7%，10 年约 3.8%，观察期间对出现肿瘤直径增大、淋巴结转移以及明显临床进展的患者进行了合理的手术治疗后，尚无复发或远处转移等影响预后的恶性情况发生。目前，日本超过 50% 的微小乳头状癌被实施积极观察，甚至开始了对 $T_{1b}N_0M_0$（1cm ＜肿瘤直径 ≤ 2cm）乳头状癌的积极观察试验。Sakai 等（Thyroid. 2019，29：59–63）报告自 1995 年以来对 61 例 $T_{1b}N_0M_0$ 患者的观察结果，平均随访 7.4 年，$T_{1a}N_0M_0$ 组 8%（29 个）和 $T_{1b}N_0M_0$ 组 7%（4 个）的肿瘤增大（$P = 0.69$）；$T_{1a}N_0M_0$ 组 0.8%（3 例）和 $T_{1b}N_0M_0$ 组 3%（2 例）患者出现了淋巴结转移（$P = 0.10$）。两组间的进展速度无差异，$T_{1b}N_0M_0$ 组进展的危险因素可能与钙化弱和血流丰富有关。认为某些 $T_{1b}N_0M_0$ 乳头状癌可以进行积极观察。中国国内，尚无全面推广微小乳头状癌的积极观察，对 $T_{1b}N_0M_0$ 乳头状癌的观察也许更难实现。基于以上情况，笔者认为，对于直径 ≤ 1cm，无转移、浸润征象的超低危甲状腺乳头状癌患者，经过详细介绍非手术治疗的优缺点，本人充分理解并自愿接受的基础上，可以进行积极观察。

2. 预防性中央区淋巴结清扫术

◆ **要点**

① 中国 2012 版指南建议，在分化型甲状腺癌患者有效保留甲状旁腺和喉返神经情况下，不管是否存在中央区淋巴结转移，行病灶同侧中央区淋巴结清扫术。

② 是否进行预防性中央区淋巴结清扫取决于如何平衡中央区淋巴结清扫的治疗意义与淋巴结清扫术所带来的手术并发症。

中央区淋巴结是指颈部气管前、气管旁、喉前以及甲状腺周围的淋巴结，上界至甲状软骨，下界达胸腺，外侧界为颈动脉鞘内侧缘。根据甲状腺癌转移规律，一般认为中央区淋巴结是分化型甲状腺癌转移的第一站淋巴结（并非全都如此，比如上极附近甲状腺癌淋巴结转移的第一站可能是Ⅱ区、Ⅲ区）。分化型甲状腺癌患者就诊时多数已经颈淋巴结转移，并且颈淋巴结转移是甲状腺癌患者复发率增高和存活率降低的危险因素。另外，中央区淋巴结清扫术与甲状腺切除术为同一术野，并不增加手术时间，还降低了二次手术时局部粘连导致的手术并发症的发生。基于以上观点，中国 2012 版《甲状腺结节和分化型甲状腺癌诊治指南》建议分化型甲状腺癌患者在有效保留甲状旁腺和喉返神经的情况下，不管是否存在中央区淋巴结转移，行病灶同侧中央区淋巴结清扫术。而美国《ATA 指南》指出甲状腺乳头状癌患者可进行预防性中央区淋巴结清扫（单侧或双侧），尤其是侵袭性较强的 T_3、T_4 肿瘤，但对于那些 T_1、T_2、非侵袭性、淋巴结未受累的 PTC 或大部分滤泡状癌患者，可考虑只行甲状腺全 / 近全切除术，而不建议行预防性淋巴结清扫。美国《NCCN 指南》指出对淋巴结触及异常或活检阳性的患者，建议行治疗性中央区淋巴结清扫，淋巴结未检出异常的滤泡癌患者可不考虑预防性淋巴结清扫。国外指南对于分化型甲状腺癌患者的中央区淋巴结清扫并非强烈建议。那么分化型甲状腺癌患者到底要不要进行预防性中央区淋巴结清扫呢？答案取决于如何平衡中央区淋巴结清扫的治疗意义与淋巴结清扫术所带来的手术并发症。Zhao 等（Ann Surg Oncol. 2017，24：2189-2198）对全甲状腺切除术后预防性中央区淋巴结清扫术和未清扫术对局部复发影响的文献进行了 Meta 分析，该分析文章给出了很好的答案。17 个研究 4437 例患者入组，预防性中央区淋巴结清扫术和未清扫术对局部复发率的影响仅差 2.3%，说明为预防 1 例患者的局部复发，43 例患者需要接受非必需中央区淋巴结清扫术。预防性清扫组术后出现更高的一过性低血钙的发生（OR=2.37；95% CI 1.89～2.96；$P < 0.00001$）和永久性低血钙的发生（OR=1.93；95% CI 1.05～3.57；P=0.03）。目前尚缺乏预防性中央区淋巴结清扫术对长期预后影响的前瞻性研究结果。因此，当前只能与手术所带来的潜在性风险来衡量利弊。为了减少手术并发症，并降低非必需患者接受预防性中央区淋巴结清扫术，寻找预测中央区淋巴结转移因素具有一定的意义。Ma 等（Int J Surg. 2016，28：153-161）的 Meta 分析文章认为年龄未满 45 岁、男性、肿瘤直径＞ 10mm、被膜外浸润、脉管浸润及 BRAF（V600E）突变可能具有预测意义。笔者认为，预测是否存在中央区淋巴结转移，不如提高术前影像学检查结果和细胞病理学准确性，能更好地避免非必需中央区淋巴结清扫术。

3. 甲状腺癌术后 TSH 抑制治疗

◆ **要点**

① 中国 2012 版指南建议，分化型甲状腺癌术后应行 TSH 抑制治疗。

② 日本 2018 版指南提出对于极低危和低危乳头状癌患者不推荐 TSH 抑制治疗，对于中危患者根据术中情况及病理结果，决定是否需要 TSH 抑制治疗，而对于广泛浸润性滤泡状癌和高危乳头状癌患者推荐 TSH 抑制治疗。

③ 笔者认为对于个人最佳 TSH 目标必须平衡 TSH 抑制治疗的效果和潜在危害，尤其是在极低危和低危分化型甲状腺癌患者中。

TSH 与分化型甲状腺癌细胞表面 TSH 受体结合，通过 cAMP 信号通路调节甲状腺特异基因的表达来调节癌细胞的增生分化。抑制血清 TSH，不仅降低癌症复发风险，还可提高生存率。因此，分化型甲状腺癌患者术后应行 TSH抑制治疗，众多研究肯定了TSH抑制治疗的疗效，同时也发现了抑制治疗相关的副作用。长期TSH抑制治疗会增加心血管相关事件发生率和死亡风险，也增加绝经后妇女骨质疏松症的发生率及骨折风险，甚至引起患者的认知功能损害。笔者研究发现甲状腺癌术后口服L-T$_4$进行TSH抑制治疗会导致患者短时记忆受损、注意力受损以及选词性命名障碍，并且这种命名障碍随着TSH抑制治疗时间延长而逐渐加重。长期TSH抑制治疗导致的亚临床甲状腺功能亢进还会增加肺癌、前列腺癌、乳腺癌、卵巢癌等的发生。那么如何有效平衡抑制治疗疗效和副反应呢？2015版《ATA指南》和中国2012版指南均推荐术后TSH抑制治疗，根据抑制治疗副作用风险和复发危险度确定了抑制程度。《ATA指南》对于分化型甲状腺癌复发危险度高的患者建议控制TSH＜0.1mU/L，如果伴有不良反应时推荐控制TSH 0.1～0.5mU/L，对于复发危险度低的患者推荐控制TSH 0.5～2mU/L。但是评估TSH抑制治疗效果的前瞻性对照研究结果令人深思，Sugitani等（J Clin Endocrinol Metab. 2010，95：4576–4583）对433例乳头状癌患者（甲状腺外侵犯15%、淋巴结转移38%、远处转移0、全甲状腺切除15%）随机分为TSH抑制组（TSH＜0.01mU/L）和非抑制组（TSH正常范围）进行平均随访6.9年，5年无复发抑制组为89%、非抑制组为91%（P=0.39），5年疾病特异性生存率抑制组为98%、非抑制组为99%（P=0.31），提示即使不进行抑制治疗结果也令人满意。Wang等（Thyroid. 2015，25：300–307）研究认为对于ATA低危和中危分化型甲状腺癌患者中TSH抑制治疗不仅不会改善肿瘤复发，还会增加术后骨质疏松风险。日本2018版指南提出对于极低危和低危乳头状癌患者不推荐TSH抑制治疗，对于中危患者根据术中情况及病理结果，决定是否需要TSH抑制治疗，而对于滤泡状癌（广泛浸润性）和高危乳头状癌患者推荐TSH抑制治疗。笔者认为对于个人最佳TSH目标必须平衡TSH抑制治疗的效果和潜在危害，尤其是在极低危和低危分化型甲状腺癌患者中。

4. 甲状腺癌的射频消融治疗

◆ **要点**

① 国内尚缺乏甲状腺结节射频消融治疗有关的指南或共识。

② 2012 年和 2017 年韩国甲状腺放射学会推出了甲状腺结节射频消融治疗共识。对于良性甲状腺结节的应用，给出严格的限定：消融治疗前至少进行 2 次独立的超声引导下 FNA（或 CNB）确定为良性结节；当结节具备高度超声特异性良性特征，单次 FNA（或 CNB）也可确定为良性结节；即便是 FNA 结果为良性，对于超声恶性征象的结节慎行射频消融。

③ 笔者认为对于不可手术的病灶、术后复发（局部复发、转移淋巴结）、部分良性结节（FNA 提示良性、有症状、结节缩小为目的，自愿接受）以及孤立功能性结节选择进行射频消融治疗为宜。

甲状腺疾病发病率的增加，衍生出甲状腺疾病诊疗医务人员的增多，从内科医生到外科医生，从超声医生到病理科医生，医院不同，人员水平参差不齐。其中，非外科医生对甲状腺癌的生物学行为及甲状腺解剖的理解尚浅，盲目推崇甲状腺癌的射频消融治疗，使该技术迅速扩大。甲状腺射频消融是指在超声引导下，在肿瘤中心经皮插入射频针，发出射频波（450kHz）造成结节或肿瘤组织细胞离子振荡摩擦产热，导致细胞凝固性坏死，使肿瘤周围血管闭塞，抑制肿瘤生长的非手术疗法。2001 年美国的 Dupuy 医生（Surgery. 2001，130：971-977）首次对分化型甲状腺癌患者的局部复发灶进行射频消融治疗，获得成功。中国国内起初主要用于甲状腺癌术后复发灶的治疗，现在扩大到良性甲状腺结节、清甲、甲状腺微小癌、区域转移淋巴结的消融治疗，适应证迅速扩大到任何类型的结节都想试用（图 3-33 ~ 图 3-35）。关于甲状腺结节的消融治疗，中国国内尚缺乏相关指南或共识。国际上，在 2012 年及 2017 年韩国甲状腺放射学会推出了共识。共识建议射频消融可用于良性甲状腺结节及不可手术的复发性甲状腺癌的治疗，但不推荐用于甲状腺滤泡肿瘤或甲状腺癌的初始治疗。对于良性甲状腺结节的应用，也给出了严格的限定：①消融治疗前至少进行 2 次独立的超声引导下 FNA（或 CNB）确定为良性结节；②当结节具备高度超声特异性良性特征，单次 FNA（或 CNB）也可确定为良性结节；③即便 FNA 结果为良性，对于超声恶性征象的结节也要慎行射频消融。依据该共识，甲状腺癌的初始治疗选择中应无射频消融选项。对于直径＞1cm 的病变，射频消融治疗后肿瘤残留率高达 50%。另外，射频消融治疗无法获得完整的病理学标本。分化型甲状腺癌的生物学行为是多中心发生和容易颈淋巴结转移。射频消融无法确保对所有病灶的消融，完成一次消融对另一病灶的消融治疗难度增加，反复消融会显著增加喉返神经、喉上神经、甲状旁腺的热损伤概率。对于淋巴结的处理，手术切除可以一并移除所有转移的淋巴结，而射频消融无法做到一次整块处理，容易病灶残留，而且淋巴结周围解剖结构复杂，淋巴结的消融数目越多副损伤的概率越高。射频消融治疗后必须进行补救手术时，消融引起的局部粘连会增加手术难度、手术副损伤的风险。笔者曾对 1 例多次反复射频消融治疗的甲状腺乳头状癌患者（非微小癌，消融治疗后出现了声音嘶哑）进行手术治疗，因反复的消融治疗导致腺体与颈前肌、血管鞘严重粘连，分离困难，因为腺体周围组织无菌性炎症导致分离时容易出血，完整切除腺体后见到距离入喉约 1cm 处喉返神经被灼伤（图 3-36、图 3-37），清扫中央区淋巴结也变得非常困难。术后病理证实消融中心边缘处乳头状癌灶部分残留，证明甲状腺癌的射频治疗无法保证所有癌灶完整被消灭。总之，笔者认为对于不可手术的病灶、术后复发（局部复发、转移淋巴结）、部分良性结节（FNA 提示良性、有症状、结节缩小为目的，自愿接受）以及孤立功能性结节选择进行射频消融治疗为宜。

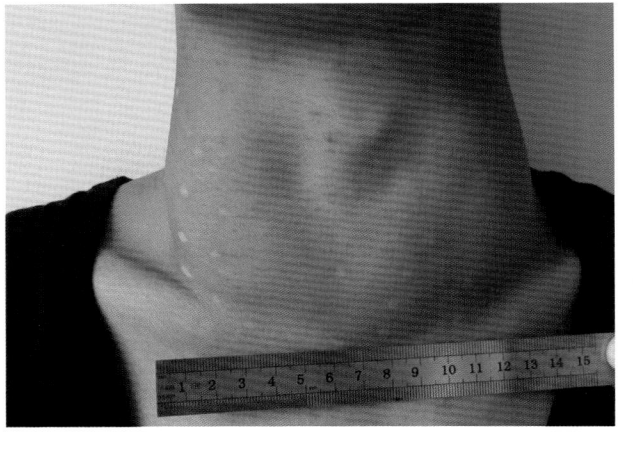

图 3-33 Graves 病射频消融治疗后

射频消融术中皮肤灼伤，愈合后皮肤上出现多个直径约 5mm 的白色圆圈。

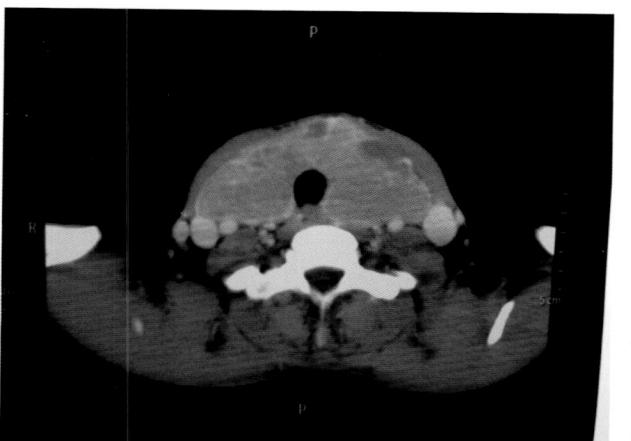

图 3-34 Graves 病颈部 CT（射频消融治疗后 1 年）
甲状腺双叶仍然弥漫性对称性肿大。

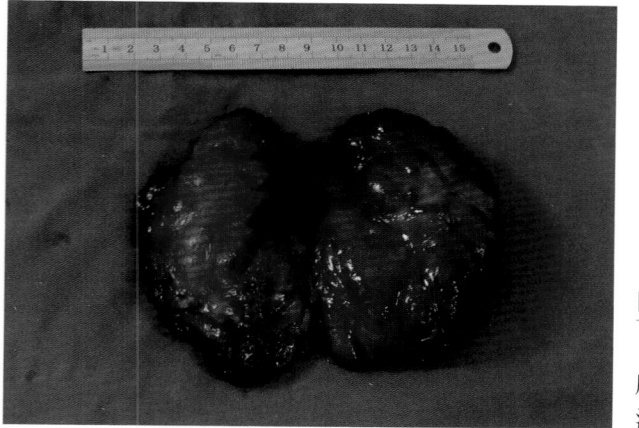

图 3-35 Graves 病射频消融治疗后甲状腺组织外观
腺体弥漫性对称性肿大，说明消融治疗失败。

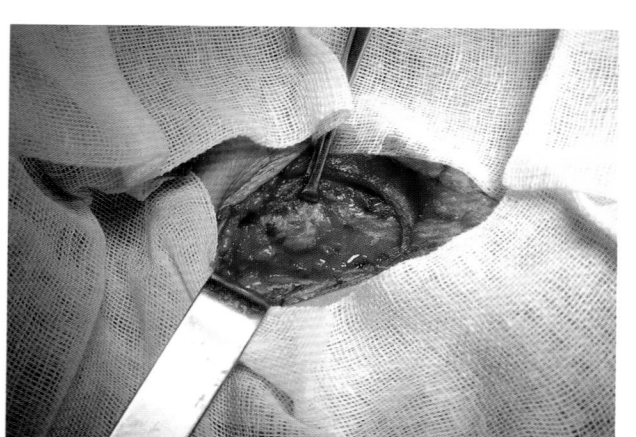

图 3-36 甲状腺癌射频消融治疗后手术中（1）
被消融甲状腺呈黄褐色，质地脆，与颈前肌、血管鞘严重粘连，分离困难，术中易出血。

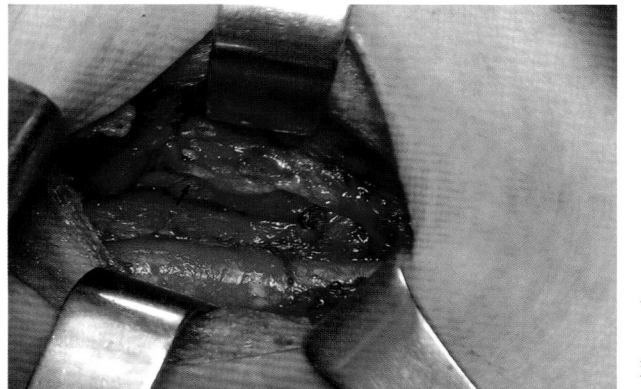

图 3-37 **甲状腺癌射频消融治疗后手术中（2）**
完整切除腺体后见到距离入喉约 1cm 处喉返神经被灼伤。

5. 甲状腺癌过度诊断、过度治疗问题

◆ **要点**

① 发病率的增加与检查手段无关，不管采用何种检查手段，真实的发病率增加了，并不存在诊断上过度的问题。

② 真正意义上过度诊断是指病理学上的过度诊断。

③ 对于无症状微小乳头状癌的手术治疗、甲状腺癌射频消融治疗以及低危乳头状癌的全甲状腺切除等也许是真正的过度治疗。

有学者认为，体检及甲状腺超声检查的普及，发现了大量的无症状的乳头状癌，随着发病率的增加，手术例数也在增加，但是甲状腺癌引起的死亡并没有发生改变，认为这与过度诊断、过度治疗有关。其实不然，笔者认为发病率的增加与检查手段无关，不管采用何种检查手段，真实的发病率增加了，并不存在诊断上过度的问题。真正意义上过度诊断是指病理学上的过度诊断。由于医院和病理医生个人诊断水准的原因，对于难以下定结论的肿瘤性病变，为了预防出现误诊，往往诊断上偏向恶性方向，这是病理学上过度诊断的重要原因。为了减少此类情况的发生，对于诊断困难的病变，引入交

界性肿瘤的概念非常重要。病理学上乳头状癌具有典型的乳头状构造，并且有核沟、核内假涵涵体等，而只有滤泡构造的乳头状癌称之为滤泡亚型甲状腺乳头状癌（follicular variant of papillary thyroid carcinoma，FVPTC）。2016年多国病理学家共同对无浸润、具有一类有纤维囊包裹的滤泡亚型甲状腺乳头状癌（encapsulated follicular variant of papillary thyroid carcinoma，EFVPTC）进行重新命名，称为"具有乳头状细胞核特征的非浸润性滤泡型甲状腺肿瘤"（noninvasive follicular thyroid neoplasm with papillary-like nuclear features，NIFTP）（图3-38、图3-39），而不再称之为"癌"，术后平均观察10年的210例NIFTP患者均未出现复发、转移等情况（JAMA Oncol. 2016，2：1023-1029）。在欧美国家该病理类型占乳头状癌的18.6%，这才是真正意义上的过度诊断问题。2017年第四版WHO内分泌肿瘤分类中，增加了一组介于良性滤泡腺瘤和高分化恶性肿瘤（乳头状癌、滤泡状癌）之间的交界性甲状腺滤泡性肿瘤，包括：透明变梁状肿瘤（图3-40、图3-41）、恶性潜能未定的滤泡性肿瘤（follicular tumor of uncertain malignant potential，FT-UMP）（图3-42、图3-43）、恶性潜能未定的高分化肿瘤（well-differentiated tumor of uncertain malignant potential，WT-UMP）（图3-44、图3-45），以及NIFTP（international agency for research on cancer, lyon, 2017）。显然对这类肿瘤的全甲状腺切除和（或）[131]I的治疗，才是真正的过度治疗。当然，对于无症状微小乳头状癌的手术治疗，或者最近较为流行的甲状腺癌的初次射频消融治疗，以及低危乳头状癌的全甲状腺切除等也许也是真正的过度治疗。

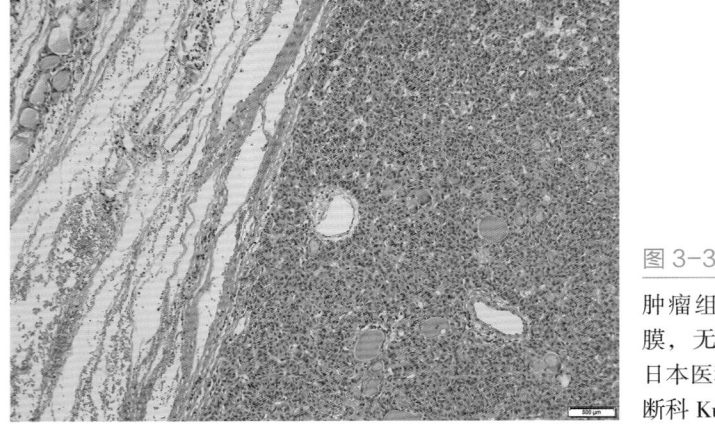

图3-38　NIFTP（1）

肿瘤组织边界清晰，有薄包膜，无浸润性生长（该图由日本医科大学附属医院病理诊断科 Kure Shoko 先生提供）。

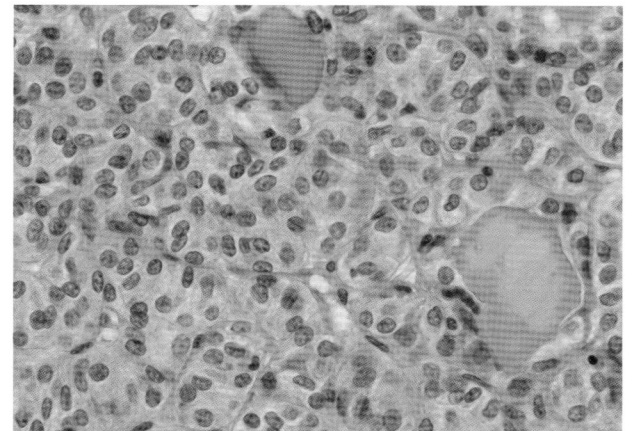

图 3-39　NIFTP（2）

细胞核卵圆形、密集，核内可
见核沟、假包涵体，具备乳头
状癌典型的核特征（该图由
日本医科大学附属医院病理诊
断科 Kure Shoko 先生提供）。

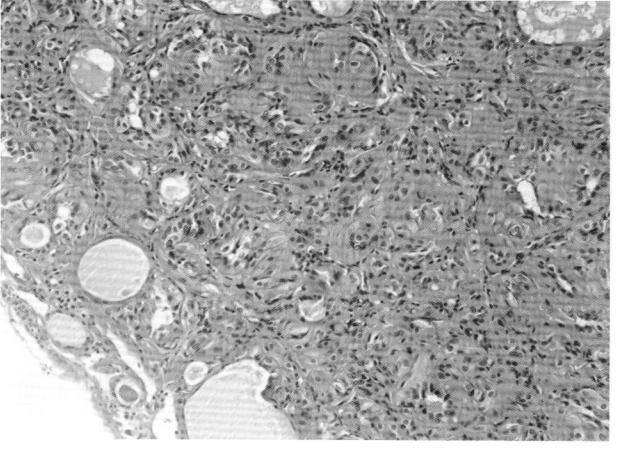

图 3-40　透明变梁状肿瘤（1）

肿瘤呈实性小梁状和巢状结
构，血管周围透明变性纤维
化；细胞呈多角形、梭形，
细胞边界模糊，胞质嗜酸性，
胞质丰富；细胞核圆形或卵
圆形，可见核内假包涵体及
核沟，核分裂象、核重叠少见
（该图由日本医科大学附属医
院病理诊断科 Kure Shoko 先生
提供）。

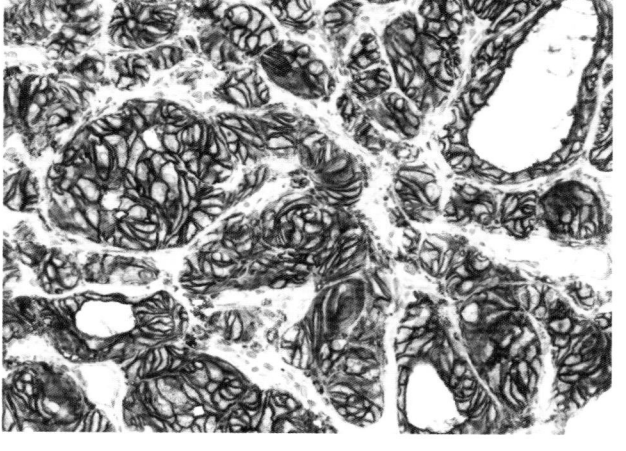

图 3-41　透明变梁状肿瘤（2）

肿瘤细胞 Ki-67 染色胞膜呈阳
性（该图由日本医科大学附
属医院病理诊断科 Kure Shoko
先生提供）。

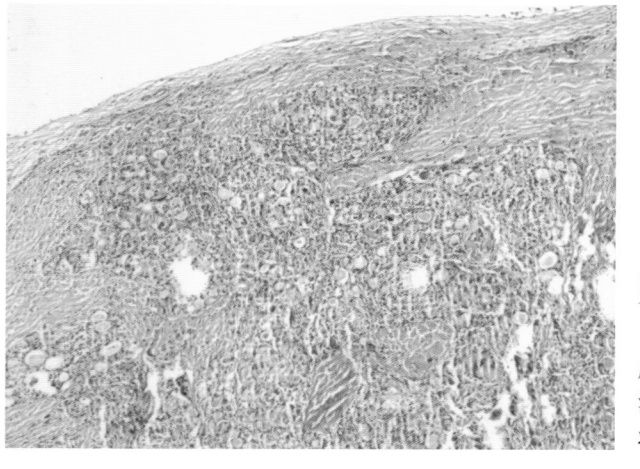

图 3-42　**恶性潜能未定的滤泡
　　　　　性肿瘤（1）**

肿瘤组织包膜完整，局灶可疑
浸润包膜；肿瘤细胞呈滤泡
状生长。

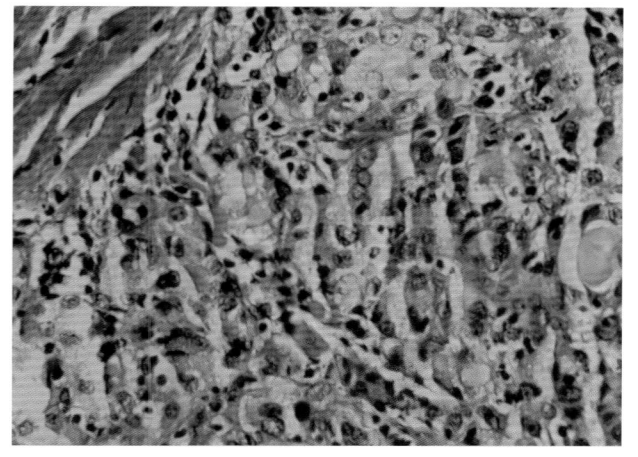

图 3-43　**恶性潜能未定的滤泡
　　　　　性肿瘤（2）**

肿瘤细胞呈滤泡状生长；缺
乏乳头状癌典型核特征。

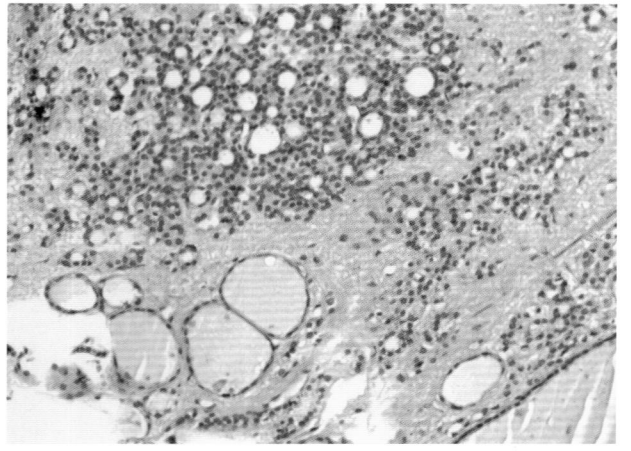

图 3-44　**恶性潜能未定的高分
　　　　　化肿瘤（1）**

肿瘤组织边界清楚，局灶可疑
浸润包膜。

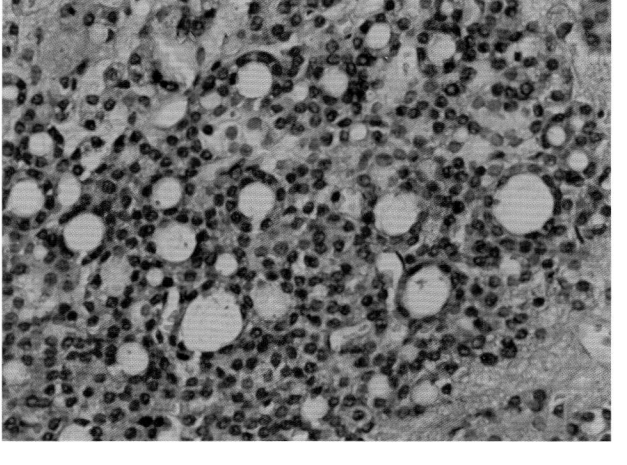

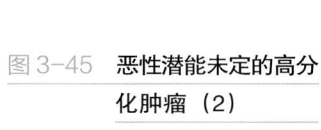

图 3-45　**恶性潜能未定的高分化肿瘤（2）**

细胞核呈圆形或卵圆形，轻度增大，有些区域可见核沟、核内假包涵体等乳头状癌典型核特征，而有些区域则无乳头状癌典型核特征。

6. TSH 抑制治疗相关认知功能损害

◆ **要点**

① 分化型甲状腺癌术后 TSH 抑制治疗会导致认知功能损害。

② 认知功能损害表现为：短时记忆受损、注意力受损以及选词性命名障碍，并且这种命名障碍随着 TSH 抑制治疗时间延长而逐渐加重。

③ 分化型甲状腺癌患者个人最佳 TSH 目标必须平衡 TSH 抑制治疗的效果和潜在危害为宜。

正常的甲状腺功能是维持人最佳认知功能的重要基础，而甲状腺激素与脑内学习、记忆及脑的突触可塑性改变中起重要作用的基因、蛋白的表达密不可分，是维持正常认知功能的重要条件。TSH 抑制水平与分化型甲状腺癌的复发、转移和癌症相关死亡密切相关，尤其是对高危患者。然而分化型甲状腺癌术后长期抑制 TSH 治疗会导致药物性亚临床甲状腺功能亢进症。虽然 TSH 抑制治疗相关药物性亚临床甲状腺功能亢进症与原发性甲状腺功能亢进症有着本质的不同，但长期的 TSH 抑制治疗可能会引起患者的认知功能及情感障碍。有研究认为，TSH 抑制治疗可能导致甲状腺癌患者执行功能、信息处理速度、注意力等认知受损，但有些研究持不同意见。为此，笔者团队对甲状腺切除术后进行 TSH 抑制治疗的患者进行了认知功能障碍的前瞻性队列研究（临床试验登录 ClinicalTrials.gov ID NCT0266532）[Endocrine. 2019，65（2）：327–337]。

入选病例的手术治疗均同一医疗组完成，神经心理学测试由两名经验丰富的神经内科医生一起完成。入组条件：①同一医疗组完成手术、术后复查及实验测试；②根据中国《甲状腺结节和分化型甲状腺癌诊治指南》，进行规范化的手术治疗；③术后口服 L–T$_4$ 完成 TSH 抑制治疗者，血清 FT$_3$ 正常，FT$_4$ 略升高或正常，TSH 降低；④年龄＞ 18 岁或年龄＜ 65 岁、性别不限、教育程度≥ 6 年；⑤均为右利手并具有正常的听说读写、语言表达和理解能力；⑥视力或矫正视力均正常；⑦当前或之前无中枢神经系统疾患或影响认知的医疗行为；⑧无脑部器质性病变史，无长期意识丧失的头外伤史，无癫痫、痴呆、学习能力丧失；⑨现在或之前无神经精神病史、无酒精和药物依赖史；⑩之前未诊断为癌症或进行放化疗；⑪排除其他内分泌及自身免疫性疾病，排除妊娠期和哺乳期妇女；⑫检查合作，能够完成测试者。对照组为同期在医院进行体检的健康人，入组条件：甲状腺功能正常并且满足以上④ ~ ⑫。神经心理学测试（表 3–1）：①简易精神状态评价量表（MMSE）：用于评估整体认知功能，包括定向力、记忆力、注意力、计算力、语言能力、理解、临摹等；②画钟测验：用于评估视空间功能；③数字符号测验：用于评估注意力和信息处理速度；④韦式记忆量表（WMS）：用于评估记忆力；⑤改良波士顿命名测试（mBNT）：用于评估命名性失语，中文版由原始的波士顿命名测试转化而来。

对照组入组 33 例，平均年龄 43.76 岁，男性 4 例，女性 29 例；TSH 抑制治疗组入组 110 例，平均年龄 43.44 岁，男性 20 例，女性 90 例，行腺叶 + 峡部切除术 59 例，全甲状腺切除术 51 例，术后病理类型均为甲状腺乳头状癌，所有患者同期行患侧中央区淋巴结清扫术，51 例全甲状腺切除患者中 12 例行 [131]I 治疗。两组患者间比较，年龄、性别、教育程度、血清甲状腺素水平、MMSE、画钟测验、数字符号测验、个人经历、时空定向、数字顺序关系、视觉再认、图片回忆、视觉再生、联想学习、理解记忆、数字广度顺背、数字广度倒背、视命名、颜色命名以及列名等评分差异均无显著性。TSH 抑制治疗 6 个月后，两组间在 MMSE、画钟测验、数字符号测验、个人

表 3-1 神经心理学测试及所代表的意义

项目量表	项目划分	神经心理测试领域
MMSE		整体认知功能
画钟测验		视空间功能
数字符号测验		信息处理速度
韦氏记忆量表	个人经历	长时记忆
	时空定向	
	数字顺序关系	
	视觉再认	短时记忆
	图片回忆	
	视觉再生	
	联想学习	
	理解记忆	
	数字广度顺背	注意力
	数字广度倒背	工作记忆
改良波士顿命名测试	视命名	命名
	颜色命名	
	列名	

经历、时空定向、数字顺序关系、视觉再认、联想学习、颜色命名等评分均无显著差异；而 TSH 抑制治疗组图片回忆、视觉再生、理解记忆、数字广度顺背、列名等评分显著低于对照组。TSH 抑制治疗 12 个月后两组组间在 MMSE、画钟测验、数字符号测验、个人经历、时空定向、数字顺序关系、联想学习、颜色命名等评分无显著差异；而治疗组视觉再认、图片回忆、视觉再生、理解记忆、数字广度顺背、列名等评分显著低于对照组。为了明确甲状腺切除方式对 TSH 抑制治疗组认知功能的影响，将手术方式分为全甲状腺切除和腺叶 + 峡部切除术，进行了组内比较。甲状腺切除方式对 TSH 抑制治疗 6 个月和 12 个月后认知功能无显著影响。为了明确血清 TSH 水平对认知功能的影响，以血清 TSH 值 0.5mU/L 为界值，进行了组内比较。血清 TSH ≤ 0.5mU/L 和 TSH ＞ 0.5mU/L 对认知功能无显著影响。根据上述测试结果，筛选出了 TSH 抑制治疗 6 个月和 12 个月时间点与术前测试结果具有统计学差异阳性的条目。对这些阳性条目以 TSH 抑制治疗时间为节点进行了比

较，发现 TSH 抑制治疗 6 个月和 12 个月时间点视觉再认、图片回忆、视觉再生、理解记忆、数字广度顺背等评分无显著差异，而视命名和列名评分差异有显著性。随着 TSH 抑制治疗时间的延长，视命名和列名评分逐渐下降。

该前瞻性队列研究发现，分化型甲状腺癌术后 TSH 抑制治疗患者整体认知功能、视空间功能、长时记忆、信息处理速度、工作记忆均无受损，而短时记忆、注意力及命名出现障碍。短时记忆是指处于感觉记忆与长时记忆之间的一个阶段记忆，而注意力是指人的心理活动指向和集中于某种事物的能力。为了明确术后残余甲状腺组织是否对认知功能损害存在影响，对全甲状腺切除和腺叶 + 峡部切除的 DTC 患者进行了比较，发现甲状腺切除方式对 TSH 抑制治疗 6 个月和 12 个月后 DTC 患者认知功能无显著影响。说明，DTC 患者出现的认知功能损害与 TSH 抑制治疗有关。但是根据 TSH 0.5mU/L 和 TSH ＞ 0.5mU/L 进行比较，并没有发现过度 TSH 抑制治疗会加重认知损害程度的证据。值得注意的是随着 TSH 抑制治疗时间的延长，视命名和列名障碍逐步加重。TSH 抑制治疗患者典型的视命名和列名障碍表现有：患者常常会抱怨，面对一个人或一个物品，不能说出其名字，或不能用一个确切的字词，患者有一种话到口边就是说不出的感觉，出现所谓的舌尖（tip of tongue）现象。比如说不出眼镜，但可以说出"戴上看东西用的"。患者接受选词提示，可从检查者所列名词中选出正确答案并准确说出。改良波士顿命名测试中，患者常常表现为命名反应时延长、虚词替代以及出现迂回现象。其中，命名反应时延长是最直接和常见的表现；虚词替代是指患者说不出目标词，而用"那个""这个""它"等来代替目标词；迂回现象是指患者通常描述靶词的功能、特征、用途、外形等途径来代替说不出的目标词（用动作手势模仿物品的功能，例如：以食指和中指做剪东西状代替说不出的剪刀）。患者出现较为典型的选词性命名障碍（word selection anomia），这种命名性失语，不是一种原发性记忆缺陷，而是一种抽象概念受损，患者尚未丧失字词，而是不能在某种范畴意义上运用字词，也属于一种较轻类型的流利型失语，但会影响患者日常生活、社交中的表达，导致社交困难或社交恐惧，带来心理困扰、痛苦。总之，该研究发现分化型甲状腺癌术后 TSH 抑制治疗会导致短时记忆、注意力及选词性命名障碍，其中选词性命名障碍随着 TSH 抑制治疗时间延长而逐渐加重。

附录：甲状腺疾病相关体征

1. 突眼征：眼裂增宽，眼球向前突出，一般为对称性，也可单侧性。当突眼度不≤18mm 时，称为轻度突眼；当突眼度＞19mm 时，称为浸润性突眼。

2. Stellwag 征：瞬目减少，炯炯有神。

3. Von Graefe 征：双眼向下看时，上眼睑不能随眼球下落，白色巩膜露出。

4. Joffroy 征：眼球向上看时，前额皮肤不能皱起。

5. Mobius 征：双眼看近物时，眼球辐辏不良，即双眼向鼻侧会聚不良。

6. 甲状腺震颤：甲状腺功能亢进时，甲状腺弥漫性肿大，血管扩张，血流丰富，常常在甲状腺上极处触及收缩期的震颤。当甲状腺功能亢进严重时，下极也可触及。

7. 血管杂音：甲状腺功能亢进时，血管扩张，血流丰富、产生旋涡引起的杂音。表现为听诊甲状腺上极处，可闻及连续性、收缩期为主的吹风样杂音，有时下极处也可闻及。

8. 黏液性水肿面容：甲状腺功能减退时，出现的特征性面容。表现为表情淡漠、呆滞，面色苍白伴蜡黄，皮肤干燥、粗糙、失去光泽，眼睑及面颊水肿，头发干燥、稀疏，鼻唇增厚、舌胖，语言缓慢、语音低钝、发声不清。

9. 胫前黏液性水肿：甲状腺功能减退时发生，一般出现在胫前中下 1/3 部位，表现为皮损呈对称性，非凹陷性硬化，皮肤增厚、变粗，出现广泛的棕红色或红褐色凸起不平的斑块或结节，进展后皮肤呈橘皮样或树皮样。

10. Pemberton 征：当甲状腺结节显著肿大、纤维化、怀疑向纵隔内进展，可让患者双手上举并在头上方合拢手掌，可见到颈静脉怒张、面部潮红及呼吸困难，即 Pemberton 征阳性。

11. Horner（霍纳）综合征：支配头部、眼部及颈部的交感神经通路上任一部位病变所致的神经系统综合征，其体征包括瞳孔缩小、上睑下垂、眼裂变窄以及同侧无汗。

12. 三凹征：上呼吸道部分梗阻所致的吸气性呼吸困难，表现为吸气时胸骨上窝、锁骨上窝、肋间隙出现明显凹陷。

13. Chvostek 征：用手指叩击耳垂前方面神经处（体表位于腮腺后方），出现面肌抽搐现象，为低钙血症出现的体征。

14. Trousseau 征：用血压计袖带捆绑肢体，并充气袖带，使袖带压力位于收缩压与舒张压之间，5min 左右，同侧肢体远端出现抽搐现象，为低钙血症出现的体征。

参考文献

[1] Siegel RL, Miller KD, Jemal A. Cancer Statistics, 2020[J]. CA Cancer J Clin，2020 Jan，70（1）：7-30.

[2] 郑荣寿，孙可欣，张思维，等. 2015 年中国恶性肿瘤流行情况分析 [J]. 中华肿瘤杂志，2019，41（1）：19-28.

[3] 中华医学会内分泌学分会，中华医学会外科学分会，中国抗癌协会头颈肿瘤专业委员会，等. 甲状腺结节和分化型甲状腺癌诊治指南 [J]. 中国肿瘤临床，2012，39（17）：1249-1272.

[4] 中华医学会核医学分会. ^{131}I 治疗格雷夫斯甲亢指南 （2013 版）[J]. 中华核医学与分子影像杂志，2013，33（2）：83-94.

[5] Gao M, Ge M, Ji Q, et al. Chinese Association Of Thyroid Oncology Cato Chinese Anti-Cancer Association. 2016 Chinese expert consensus and guidelines for the diagnosis and treatment of papillary thyroid microcarcinoma[J]. Cancer Biol Med, 2017, 14（3）：203-211.

[6] Haugen BR, Alexander EK, Bible KC, et al. 2015 American Thyroid Association Management Guidelines for Adult Patients with Thyroid Nodules and Differentiated Thyroid Cancer：The American Thyroid Association Guidelines Task Force on Thyroid Nodules and Differentiated Thyroid Cancer[J]. Thyroid, 2016, 26（1）：1-133.

[7] Wells SA Jr, Asa SL, Dralle H, et al. American Thyroid Association Guidelines Task Force on Medullary Thyroid Carcinoma. Revised American Thyroid Association guidelines for the management of medullary thyroid carcinoma[J]. Thyroid, 2015, 25（6）：567-610.

[8] 甲状腺腫瘍診療ガイドライン作成委員会. 甲状腺腫瘍診療ガイドライン 2018[J]. 日本内分泌・甲状腺外科学会誌, 2018, 35（suppl）：1-87.

[9] Ross DS, Burch HB, Cooper DS, et al. 2016 American Thyroid Association Guidelines for Diagnosis and Management of Hyperthyroidism and Other Causes of Thyrotoxicosis[J]. Thyroid, 2016, 26（10）：1343-1421.

[10] Kim JH, Baek JH, Lim HK, et al. Guideline Committee for the Korean Society of Thyroid Radiology（KSThR）and Korean Society of Radiology. 2017 Thyroid Radiofrequency Ablation Guideline：Korean Society of Thyroid Radiology[J]. Korean J Radiol, 2018, 19（4）：632-655.

[11] Baskin HJ, Cobin RH, Duick DS, et al. American Association of Clinical Endocrinologists. American Association of Clinical Endocrinologists medical guidelines for clinical practice for the evaluation and treatment of hyperthyroidism and hypothyroidism[J]. Endocr Pract, 2002, 8（6）：457-469.

[12] 網野信行. 甲状腺疾患の疾病管理テキスト [J]. 東京：株式会社・メディカルレビュー社, 2012.

[13] 浜田昇. 甲状腺疾患診療パーフェクトガイド [J]. 東京：株式会社・診断と治療社, 2014.

[14] Global Burden of Disease Cancer Collaboration. Global, Regional, and National Cancer Incidence, Mortality, Years of Life Lost, Years Lived With Disability, and Disability-Adjusted Life-Years for 29 Cancer Groups, 1990 to 2017：A Systematic Analysis for the Global Burden of Disease Study[J]. JAMA Oncol, 2019, 5（12）：1749-1768.

[15] Litwack G. Thyroid Hormone[M]. Cambridge：Academic Pres ,2018.

[16] Lloyd RV, Osamura RY, Klöppel G, et al. WHO classification of tumours of the endocrine organs[J]. Lyon：World Health Organization, 2017.

[17] 葛均波，徐永健，王辰. 内科学 [M]. 北京：人民卫生出版社，2018.

[18] 陈孝平，汪建平，赵继宗. 外科学 [M]. 北京：人民卫生出版社，2018.

[19] 深田修司. 甲状腺疾患診療のテキスト [M]. 東京：日本医事新報社，2019.

[20] Kwak JY, Han KH, Yoon JH, et al. Thyroid imaging reporting and data system for US features of nodules：a step in establishing better stratification of cancer risk[J]. Radiology, 2011, 260（3）：892-899.

[21] Cibas ES, Ali SZ. The 2017 Bethesda System for Reporting Thyroid Cytopathology[J]. Thyroid, 2017, 27（11）：1341-1346.

[22] Synoracki S, Ting S, Schmid KW. Inflammatory diseases of the thyroid gland[J]. Pathologe, 2016, 37（3）：215-223.

[23] Monaco F. Classification of thyroid diseases：suggestions for a revision[J]. J Clin Endocrinol Metab, 2003, 88（4）：1428-1432.

[24] Asa SL. The Current Histologic Classification of Thyroid Cancer[J]. Endocrinol Metab Clin North Am, 2019, 48（1）：1-22.

[25] Sato J, Uchida T, Komiya K, et al. Comparison of the therapeutic effects of prednisolone and nonsteroidal anti-inflammatory drugs in patients with subacute thyroiditis[J]. Endocrine, 2017, 55（1）：209-214.

[26] Takai S, Miyauchi A, Matsuzuka F, et al. Internal fistula as a route of infection in acute suppurative thyroiditis[J]. Lancet, 1979, 1（8119）：751-752.

[27] Miyauchi A, Matsuzuka F, Kuma K, et al. Piriform sinus fistula：an underlying abnormality common in patients with acute suppurative thyroiditis[J]. World J Surg, 1990, 14（3）：400-405.

[28] Peng CC, Huai-En Chang R, Pennant M, et al. A Literature Review of Painful Hashimoto Thyroiditis：70 Published Cases in the Past 70 Years[J]. J Endocr Soc, 2019, 4（2）：bvz008.

[29] Kubota S. Successful Re-administration of Low-dose of Methimazole（MMI）in Graves'

Disease Patients Who Experienced Allergic Cutaneous Reactions to MMI at Initial Treatment and Had Received Long-term Propylthiouracil（PTU）[J]. Intern Med, 2016, 55（22）: 3235-3237.

[30] Wong KK, Shulkin BL, Gross MD, et al. Efficacy of radioactive iodine treatment of graves' hyperthyroidism using a single calculated ^{131}I dose[J]. Clin Diabetes Endocrinol, 2018, 4: 20.

[31] Yanagisawa T, Sato K, Kato Y, et al. Rapid differential diagnosis of Graves' disease and painless thyroiditis using total T_3/T_4 ratio, TSH, and total alkaline phosphatase activity[J]. Endocr J, 2005, 52（1）: 29-36.

[32] Marine D, Lenhart CH. Pathological anatomy of exophthalmic goiter[J]. Arch Intern Med（Chic）, 1911, 8（3）: 265-316.

[33] Charkes ND. Graves' disease with functioning nodules（Marine-Lenhart syndrome）[J]. J Nucl Med, 1972, 13（12）: 885-892.

[34] Braga-Basaria M, Basaria S. Marine-Lenhart syndrome[J]. Thyroid, 2003, 13（10）: 991.

[35] Terzolo M, Orlandi F, Bassetti M, et al. Hyperthyroidism due to a pituitary adenoma composed of two different cell types, one secreting alpha-subunit alone and another cosecreting alpha-subunit and thyrotropin[J]. J Clin Endocrinol Metab, 1991, 72（2）: 415-421.

[36] Teramoto A, Sanno N, Tahara S, et al. Pathological study of thyrotropin-secreting pituitary adenoma: plurihormonality and medical treatment[J]. Acta Neuropathol, 2004, 108（2）: 147-153.

[37] Chanson P, Salenave S. Diagnosis and treatment of pituitary adenomas[J]. Minerva Endocrinol, 2004, 29（4）: 241-275.

[38] Clugston G, Beaudry M, Delange F. Iodine-induced thyrotoxicosis[J]. Lancet, 1996, 347（9007）: 1051.

[39] Hu S, Rayman MP. Multiple Nutritional Factors and the Risk of Hashimoto's Thyroiditis[J]. Thyroid, 2017, 27（5）: 597-610.

[40] Caturegli P, De Remigis A, Rose NR. Hashimoto thyroiditis: clinical and diagnostic criteria[J]. Autoimmun Rev, 2014, 13（4-5）: 391-397.

[41] Diaz A, Lipman Diaz EG. Hypothyroidism[J]. Pediatr Rev, 2014, 35（8）: 336-347.

[42] Borkhuu Oyungerel，乌云图，金山. 桥本氏病患者甲状腺组织受损机制[J]. 中华内分泌外科杂志，2015, 9（1）: 73-75.

[43] Borkhuu Oyungerel，金山，乌云图，等. 桥本氏病患者血清促甲状腺激素浓度与其合并甲状腺乳头状癌的相关性研究[J]. 中华内分泌外科杂志，2016, 10（4）: 269-271.

[44] Chaker L, Bianco AC, Jonklaas J, et al. Hypothyroidism[J]. Lancet, 2017, 390（10101）: 1550-1562.

[45] 日本甲状腺学会. 甲状腺専門医ガイドブック[M]. 東京：株式会社·診断と治療社，2018.

[46] Beck-Peccoz P, Rodari G, Giavoli C, et al. Central hypothyroidism – a neglected thyroid disorder[J]. Nat Rev Endocrinol, 2017, 13（10）：588-598.

[47] Schoenmakers N, Alatzoglou KS, Chatterjee VK, et al. Recent advances in central congenital hypothyroidism[J]. J Endocrinol, 2015, 227（3）：R51-71.

[48] Wassner AJ. Congenital Hypothyroidism[J]. Clin Perinatol, 2018, 45（1）：1-18.

[49] Van Wyk JJ, Grumbach MM. Syndrome of precocious menstruation and galactorrhea injuvenile hypothyroidism：an example ofhormonal ovedap in pimitary feedback[J]. J Pediatr, 1960, 57（3）：416-435.

[50] Biondi B, Cappola AR, Cooper DS.Subclinical Hypothyroidism：A Review[J]. JAMA, 2019, 322（2）：153-160.

[51] V Redford C, Vaidya B.Subclinical hypothyroidism：Should we treat[J]. Post Reprod Health, 2017, 23（2）：55-62.

[52] Practice Committee of the American Society for Reproductive Medicine.Subclinical hypothyroidism in the infertile female population：a guideline[J]. Fertil Steril, 2015, 104（3）：545-553.

[53] Du Puy RS, Postmus I, Stott DJ, et al. Study protocol：a randomised controlled trial on the clinical effects of levothyroxine treatment for subclinical hypothyroidism in people aged 80 years and over[J]. BMC Endocr Disord, 2018, 18（1）：67.

[54] Khandelwal D, Tandon N.Overt and subclinical hypothyroidism：who to treat and how[J]. Drugs, 2012, 72（1）：17-33.

[55] Baumgartner C, Blum MR, Rodondi N.Subclinical hypothyroidism：summary of evidence in 2014[J]. Swiss Med Wkly, 2014, 144: w14058.

[56] Negro R, Stagnaro-Green A.Diagnosis and management of subclinical hypothyroidism in pregnancy[J]. BMJ, 2014, 349: g4929.

[57] Donangelo I, Suh SY.Subclinical Hyperthyroidism：When to Consider Treatment[J]. Am Fam Physician, 2017, 95（11）：710-716.

[58] Osuna PM, Udovcic M, Sharma MD.Hyperthyroidism and the Heart[J]. Methodist Debakey Cardiovasc J, 2017, 13（2）：60-63.

[59] Reddy V, Taha W, Kundumadam S, et al. Atrial fibrillation and hyperthyroidism：A literature review[J]. Indian Heart J, 2017, 69（4）：545-550.

[60] Biondi B, Cooper DS.Subclinical Hyperthyroidism[J]. N Engl J Med, 2018, 378（25）：2411-2419.

[61] Spitzweg C, Reincke M, Gärtner R.Thyroid emergencies：Thyroid storm and myxedema coma[J]. Internist（Berl）, 2017, 58（10）：1011-1019.

[62] Chiha M, Samarasinghe S, Kabaker AS.Thyroid storm：an updated review[J]. J Intensive Care Med, 2015, 30（3）：131-140.

[63] McGonigle AM, Tobian AAR, Zink JL, et al. Perfect storm：Therapeutic plasma exchange for a patient with thyroid storm[J]. J Clin Apher, 2018, 33（1）：113-116.

[64] Yafit D, Carmel-Neiderman NN, Levy N, et al. Postoperative myxedema coma in patients undergoing major surgery：Case series[J]. Auris Nasus Larynx, 2019, 46（4）：605-608.

[65] Elshimy G, Correa R.Myxedema[M]. Treasure Island：StatPearls Publishing,2020.

[66] Mathes DD.Treatment of myxedema coma for emergency surgery[J]. Anesth Analg, 1998, 86（2）：450-451.

[67] Hampton J.Thyroid gland disorder emergencies：thyroid storm and myxedema coma[J]. AACN Adv Crit Care, 2013, 24（3）：325-332.

[68] Ono Y, Ono S, Yasunaga H, et al. Clinical characteristics and outcomes of myxedema coma：Analysis of a national inpatient database in Japan[J]. J Epidemiol, 2017, 27（3）：117-122.

[69] Ueda K, Kiyota A, Tsuchida M, et al. Successful treatment of myxedema coma with a combination of levothyroxine and liothyronine[J]. Endocr J, 2019, 66（5）：469-474.

[70] Chiong YV, Bammerlin E, Mariash CN. Development of an objective tool for the diagnosis of myxedema coma[J]. Transl Res, 2015, 166（3）：233-243.

[71] Van den Berghe G. Non-thyroidal illness in the ICU：a syndrome with different faces[J]. Thyroid, 2014, 24（10）：1456-1465.

[72] Kanji S, Neilipovitz J, Neilipovitz B, et al. Triiodothyronine replacement in critically ill adults with non-thyroidal illness syndrome[J]. Can J Anaesth, 2018, 65（10）：1147-1153.

[73] Rosenfarb J, Sforza N, Rujelman R, et al. Relevance of TSH evaluation in elderly in-patients with non-thyroidal illness[J]. J Endocrinol Invest, 2019, 42（6）：667-671.

[74] de Vries EM, Fliers E, Boelen A. The molecular basis of the non-thyroidal illness syndrome[J]. J Endocrinol, 2015, 225（3）：R67-81.

[75] Peeters RP. Non thyroidal illness：to treat or not to treat?[J]. Ann Endocrinol（Paris）, 2007, 68（4）：224-228.

[76] DeGroot LJ.The Non-Thyroidal Illness Syndrome[J/OL]. South Dartmouth：MDText.com, Inc, 2015.

[77] Somppi TL. Non-Thyroidal Illness Syndrome in Patients Exposed to Indoor Air Dampness Microbiota Treated Successfully with Triiodothyronine[J]. Front Immunol, 2017, 8: 919.

[78] Warner MH, Beckett GJ. Mechanisms behind the non-thyroidal illness syndrome：an update[J]. J Endocrinol, 2010, 205（1）：1-13.

[79] Derwahl M, Studer H. Nodular goiter and goiter nodules：Where iodine deficiency falls short of explaining the facts[J]. Exp Clin Endocrinol Diabetes, 2001, 109（5）：250-260.

[80] Tam AA, Ozdemir D, Alkan A, et al. Toxic nodular goiter and thyroid cancer：Is hyperthyroidism protective against thyroid cancer?[J]. Surgery, 2019,166（3）：356-361.

[81] Gärtner R. Nodular goiter：cautious indications for surgery[J]. Dtsch Arztebl Int, 2014, 111

（10）：169-170.

[82] Pelizzo MR, Merante Boschin I, Toniato A, et al. Surgical therapeutic planning options in nodular goiter[J]. Minerva Endocrinol, 2010, 35（3）：173-185.

[83] Rayes N, Seehofer D, Neuhaus P. The surgical treatment of bilateral benign nodular goiter：balancing invasiveness with complications[J]. Dtsch Arztebl Int, 2014, 111（10）：171-178.

[84] Staubitz JI, Musholt PB, Musholt TJ. The surgical dilemma of primary surgery for follicular thyroid neoplasms[J]. Best Pract Res Clin Endocrinol Metab, 2019, 33（4）：101292.

[85] Tajiri J. Thyroid adenoma[J]. Nihon Rinsho, 2011, 69（Suppl 2）：266-270.

[86] 日本内分泌外科学会，日本甲状腺病理学会. 甲状腺癌取り扱い規約 [M]. 東京：金原出版社，2019.

[87] Ito Y, Miyauchi A.Nonoperative management of low-risk differentiated thyroid carcinoma[J]. Curr Opin Oncol, 2015, 27（1）：15-20.

[88] Koshikawa T, Fujita N, Ueda N, et al. Important cytological findings for distinction between follicular variant and conventional papillary thyroid carcinoma, including noninvasive follicular thyroid tumors with papillary-like nuclear features[J]. Endocr J, 2019, 66（5）：475-483.

[89] Ito Y, Miyauchi A.Lateral and mediastinal lymph node dissection in differentiated thyroid carcinoma：indications, benefits, and risks[J]. World J Surg, 2007, 31（5）：905-915.

[90] Sugitani I.Surgical treatment of locally advanced differentiated thyroid carcinoma[J]. Nihon Geka Gakkai Zasshi, 2005, 106（8）：463-467.

[91] Sugitani I, Fujimoto Y, Yamamoto N.Papillary thyroid carcinoma with distant metastases：survival predictors and the importance of local control[J]. Surgery, 2008, 143（1）：35-42.

[92] Sugitani I.Role of surgery in treatment of thyroid cancer[J]. Gan To Kagaku Ryoho, 2011, 38（2）：169-172.

[93] Sugitani I, Fujimoto Y. Effect of postoperative thyrotropin suppressive therapy on bone mineral density in patients with papillary thyroid carcinoma：a prospective controlled study[J]. Surgery, 2011, 150（6）：1250-1257.

[94] Sugitani I, Fujimoto Y. Management of low-risk papillary thyroid carcinoma：unique conventional policy in Japan and our efforts to improve the level of evidence[J].Surg Today, 2010, 40（3）：199-215.

[95] Sugitani I, Fujimoto Y, Yamada K, et al. Prospective outcomes of selective lymph node dissection for papillary thyroid carcinoma based on preoperative ultrasonography[J].World J Surg, 2008, 32（11）：2494-2502.

[96] Orita Y, Sugitani I, Matsuura M, et al. Prognostic factors and the therapeutic strategy for patients with bone metastasis from differentiated thyroid carcinoma[J]. Surgery, 2010, 147（3）：424-431.

[97] Ebina A, Sugitani I, Fujimoto Y, et al. Risk-adapted management of papillary thyroid

carcinoma according to our own risk group classification system: is thyroid lobectomy the treatment of choice for low−risk patients?[J]. Surgery, 2014, 156（6）: 1579−1588.

[98] Jin S, Bao W, Yang YT, et al. Establishing a prediction model for lateral neck lymph node metastasis in patients with papillary thyroid carcinoma[J]. Sci Rep, 2018, 8（1）: 17355.

[99] Prete A, Borges de Souza P, Censi S, et al. Update on Fundamental Mechanisms of Thyroid Cancer[J]. Front Endocrinol（Lausanne）, 2020, 11: 102.

[100]Ramundo V, Sponziello M, Falcone R, et al. Low−risk papillary thyroid microcarcinoma: Optimal management toward a more conservative approach[J]. J Surg Oncol, 2020, 121（6）: 958−963.

[101]Raffaelli M, Tempera SE, Sessa L, et al. Total thyroidectomy versus thyroid lobectomy in the treatment of papillary carcinoma[J] Gland Surg, 2020, 9（Suppl 1）: S18−S27.

[102]Acquaviva G, Visani M, Repaci A, et al. Molecular pathology of thyroid tumours of follicular cells: a review of genetic alterations and their clinicopathological relevance[J]. Histopathology, 2018, 72（1）: 6−31.

[103]Staubitz JI, Musholt PB, Musholt TJ.The surgical dilemma of primary surgery for follicular thyroid neoplasms[J]. Best Pract Res Clin Endocrinol Metab, 2019, 33（4）: 101292.

[104]Al−Hakami HA, Alqahtani R, Alahmadi A, et al. Thyroid Nodule Size and Prediction of Cancer: A Study at Tertiary Care Hospital in Saudi Arabia[J]. Cureus, 2020, 12（3）: e7478.

[105]Yun G, Kim YK, Choi SI, et al. Medullary thyroid carcinoma: Application of Thyroid Imaging Reporting and Data System（TI−RADS）Classification[J]. Endocrine, 2018, 61（2）: 285−292.

[106]Somnay YR, Schneider D, Mazeh H.Thyroid: Medullary Carcinoma[J]. Atlas Genet Cytogenet Oncol Haematol, 2013, 17（4）: 291−296.

[107]Viola D, Elisei R.Management of Medullary Thyroid Cancer[J]. Endocrinol Metab Clin North Am, 2019, 48（1）: 285−301.

[108]Sato H, Saito Y, Inomoto C, et al. Effect of Lenvatinib on a Patient with Medullary Thyroid Carcinoma Liver Metastasis Caused by Multiple Endocrine Neoplasia Type 2A[J]. Tokai J Exp Clin Med, 2020, 45（1）: 18−23.

[109]Fussey JM, Bradley PJ, Smith JA.Controversies in the surgical management of sporadic medullary thyroid carcinoma[J]. Curr Opin Otolaryngol Head Neck Surg, 2020, 28（2）: 68−73.

[110]Sugitani I, Onoda N, Ito KI, et al. Management of Anaplastic Thyroid Carcinoma: the Fruits from the ATC Research Consortium of Japan[J].J Nippon Med Sch, 2018, 85（1）: 18−27.

[111]Sugitani I, Miyauchi A, Sugino K, et al. Prognostic factors and treatment outcomes for anaplastic thyroid carcinoma: ATC Research Consortium of Japan cohort study of 677 patients[J]. World J Surg, 2012, 36（6）: 1247−1254.

[112]Molinaro E, Romei C, Biagini A, et al. Anaplastic thyroid carcinoma: from clinicopathology to genetics and advanced therapies[J]. Nat Rev Endocrinol, 2017, 13（11）: 644−660.

[113]Tiedje V, Stuschke M, Weber F, et al. Anaplastic thyroid carcinoma：review of treatment protocols[J]. Endocr Relat Cancer, 2018, 25（3）：R153–R161.

[114]Hirokawa M, Kudo T, Ota H, et al. Preoperative diagnostic algorithm of primary thyroid lymphoma using ultrasound, aspiration cytology, and flow cytometry[J]. Endocr J, 2017, 64（9）：859–865.

[115]Pavlidis ET, Pavlidis TE. A Review of Primary Thyroid Lymphoma：Molecular Factors, Diagnosis and Management[J]. J Invest Surg, 2019, 32（2）：137–142.

[116]Travaglino A, Pace M, Varricchio S, et al. Hashimoto Thyroiditis in Primary Thyroid Non–Hodgkin Lymphoma[J]. Am J Clin Pathol, 2020, 153（2）：156–164.

[117]金山，Borkhuu Oyungerel，乌云图，等 . 甲状腺癌分子病因学及靶向治疗 [J]. 中华内分泌外科杂志，2015，9（4）：265–268.

[118]Jin S, Borkhuu O, Bao W, et al. Signaling pathways in thyroid cancer and their therapeutic implications[J]. J Cli Med Res, 2016, 8（4）：284–296.

[119]Jin S, Bao W, Yang YT.Signaling pathways in thyroid cancer[J].Vitam Horm, 2018, 106: 501–515.

[120]Jin S, Bao W, Yang YT, et al. Proteomic analysis of the papillary thyroid microcarcinoma[J]. Ann Endocrinol（Paris），2019, 80（5–6）：293–300.

[121]Hanahan D, Weinberg RA.Hallmarks of cancer：the next generation[J]. Cell, 2011, 144（5）：646–674.

[122]Gatenby RA.A change of strategy in the war on cancer[J]. Nature, 2009, 459（7246）：508–509.

[123]Entschladen F, Drell TL 4th, Lang K, et al. Tumour–cell migration, invasion, and metastasis：navigation by neurotransmitters.Lancet Oncol, 2004, 5（4）：254–258.

[124]Nyhuis TJ, Masini CV, Sasse SK, et al. Physical activity, but not environmental complexity, facilitates HPA axis response habituation to repeated audiogenic stress despite neurotrophin mRNA regulation in both conditions[J]. Brain Res, 2010, 1362: 68–77.

[125]Archie P, Bruera E, Cohen L.Music–based interventions in palliative cancer care：a review of quantitative studies and neurobiological literature[J]. Support Care Cancer, 2013, 21（9）：2609–2624.

[126]Kapiteijn E, Schneider TC, Morreau H, et al. New treatment modalities in advanced thyroid cancer[J]. Ann Oncol, 2012, 23（1）：10–18.

[127]Wang ZF, Liu QJ, Liao SQ, et al. Expression and correlation of sodium/iodide symporter and thyroid stimulating hormone receptor in human thyroid carcinoma[J]. Tumori, 2011, 97（4）：540–546.

[128]Riesco–Eizaguirre G, Santisteban P. A perspective view of sodium iodide symporter research and its clinical implications[J]. Eur J Endocrinol, 2006, 155（4）：495–512.

[129]Coelho SM, Vaisman M, Carvalho DP. Tumour re-differentiation effect of retinoic acid：a novel therapeutic approach for advanced thyroid cancer[J]. Curr Pharm Des, 2005, 11（19）: 2525-2531.

[130]Jeong H, Kim YR, Kim KN, et al. Effect of all-trans retinoic acid on sodium/iodide symporter expression, radioiodine uptake and gene expression profiles in a human anaplastic thyroid carcinoma cell line[J]. Nucl Med Biol, 2006, 33（7）: 875-882.

[131]Mohebati A, Shaha AR. Anatomy of thyroid and parathyroid glands and neurovascular relations[J]. Clin Anat, 2012, 25（1）: 19-31.

[132]Polistena A, Monacelli M, Lucchini R, et al. Surgical morbidity of cervical lymphadenectomy for thyroid cancer：A retrospective cohort study over 25 years[J]. Int J Surg, 2015, 21: 128-134.

[133]张浩，刘金钢. 努力减少甲状腺手术并发症 [J]. 中国实用外科杂志，2018，38（6）: 596-599.

[134]Bajwa SJ, Sehgal V. Anesthesia and thyroid surgery：The never ending challenges[J]. Indian J Endocrinol Metab, 2013, 17（2）: 228-234.

[135]Latif S, Altaf H, Waseem S, et al. A retrospective study of complications of total thyroidectomy；is it a safe approach for benign thyroid conditions[J]. J Pak Med Assoc, 2019, 69（10）: 1470-1473.

[136]吴毅. 甲状腺癌颈淋巴结清扫术中神经损伤原因及预防 [J]. 中国实用外科杂志，2012，32（5）: 354-355.

[137]Chen AY, Bernet VJ, Carty SE, et al. American Thyroid Association statement on optimal surgical management of goiter[J]. Thyroid, 2014, 24（2）: 181-189.

[138]Materazzi G, Ambrosini CE, Fregoli L, et al. Prevention and management of bleeding in thyroid surgery[J]. Gland Surg, 2017, 6（5）: 510-515.

[139]Talutis SD, Drake FT, Sachs T,et al. Evacuation of postoperative hematomas after thyroid and parathyroid surgery：An analysis of the CESQIP Database[J]. Surgery, 2019, 165（1）: 250-256.

[140]Zhang X, An C, Liu J, et al. Prevention and Treatment of Life-Threatening Bleeding After Thyroid Surgery[J]. Med Sci Monit, 2015, 21: 3682-3689.

[141]Jin S, Bao W.Huge thyroid adenoma with tracheomalacia[J]. Clin Case Rep, 2018, 6: 1635‐1636.

[142]Gao B, Jiang Y, Zhang X, et al. Surgical treatment of large substernal thyroid goiter：analysis of 12 patients[J]. Int J Clin Exp Med, 2013, 6（7）: 488-496.

[143]Nam IC, Bae JS, Shim MR, et al. The importance of preoperative laryngeal examination before thyroidectomy and the usefulness of a voice questionnaire in screening[J]. World J Surg, 2012, 36（2）: 303-309.

[144]Bourdeaux C, Benton J. Post intubation airway obstruction in thyroid surgery[J]. Anaesthesia, 2003, 58（2）：187–188.

[145]朱一鸣，刘绍严. 再谈甲状腺手术喉返神经损伤的相关因素 [J]. 中国实用外科杂志, 2012, 38（6）：607–612.

[146]Lynch J, Parameswaran R. Management of unilateral recurrent laryngeal nerve injury after thyroid surgery：A review[J]. Head Neck, 2017, 39（7）：1470–1478.

[147]Joliat GR, Guarnero V, Demartines N, et al. Recurrent laryngeal nerve injury after thyroid and parathyroid surgery：Incidence and postoperative evolution assessment[J]. Medicine (Baltimore), 2017, 96（17）：e6674.

[148]Liddy W, Lawson BR, Barber SR, et al. Anterior laryngeal electrodes for recurrent laryngeal nerve monitoring during thyroid and parathyroid surgery：New expanded options for neural monitoring[J]. Laryngoscope, 2018, 128（12）：2910–2915.

[149]Schneider M, Dahm V, Passler C, et al. Complete and incomplete recurrent laryngeal nerve injury after thyroid and parathyroid surgery：Characterizing paralysis and paresis[J]. Surgery, 2019, 166（3）：369–374.

[150]Higgins TS, Gupta R, Ketcham AS, et al. Recurrent laryngeal nerve monitoring versus identification alone on post–thyroidectomy true vocal fold palsy：a meta–analysis[J]. Laryngoscope, 2011, 121（5）：1009–1017.

[151]Pisanu A, Porceddu G, Podda M, et al. Systematic review with meta–analysis of studies comparing intraoperative neuromonitoring of recurrent laryngeal nerves versus visualization alone during thyroidectomy[J]. J Surg Res, 2014, 188（1）：152–161.

[152]Shaha AR. Laryngeal nerve injury during thyroid surgery[J]. Surg Oncol, 2018, 27（2）：A19–A20.

[153]Randolph GW, Dralle H, International Intraoperative Monitoring Study Group, et al. Electrophysiologic recurrent laryngeal nerve monitoring during thyroid and parathyroid surgery：international standards guideline statement[J]. Laryngoscope, 2011, 121 Suppl 1: S1–S16.

[154]李孟，郑宏良. 甲状腺手术中喉返神经损伤修复术要点与技巧 [J]. 中国实用外科杂志, 2012, 38（6）：613–615.

[155]Iwaki S, Maeda T, Saito M, et al. Role of immediate recurrent laryngeal nerve reconstruction in surgery for thyroid cancers with fixed vocal cords[J]. Head Neck, 2017, 39（3）：427–431.

[156]Miyauchi A, Masuoka H, Yabuta T, et al. The ima approach for the quick identification of the right recurrent laryngeal nerve in thyroid cancer surgery[J]. Surg Today, 2013, 43（2）：225–228.

[157]Miyauchi A, Ito Y, Miya A, et al. Lateral mobilization of the recurrent laryngeal nerve to facilitate tracheal surgery in patients with thyroid cancer invading the trachea near Berry's

ligament[J]. World J Surg, 2007, 31（11）：2081–2084.

[158]Miyauchi A, Ishikawa H, Matsusaka K, et al. Treatment of recurrent laryngeal nerve paralysis by several types of nerve suture[J]. Nihon Geka Gakkai Zasshi, 1993, 94（6）：550–555.

[159]Miyauchi A, Matsusaka K, Kawaguchi H, et al. Ansa–recurrent nerve anastomosis for vocal cord paralysis due to mediastinal lesions[J]. Ann Thorac Surg, 1994, 57（4）：1020–1021.

[160]Miyauchi A, Masuoka H, Tomoda C, et al. Laryngeal approach to the recurrent laryngeal nerve involved by thyroid cancer at the ligament of Berry[J]. Surgery, 2012, 152（1）：57–60.

[161]Miyauchi A, Masuoka H, Nakayama A, et al. Innervation of the cricothyroid muscle by extralaryngeal branches of the recurrent laryngeal nerve[J]. Laryngoscope, 2016, 126（5）：1157–1162.

[162]Miyauchi A, Matsusaka K, Kihara M, et al. The role of ansa–to–recurrent–laryngeal nerve anastomosis in operations for thyroid cancer[J]. Eur J Surg, 1998, 164（12）：927–933.

[163]Miyauchi A, Inoue H, Tomoda C, et al. Improvement in phonation after reconstruction of the recurrent laryngeal nerve in patients with thyroid cancer invading the nerve[J]. Surgery, 2009, 146（6）：1056–1062.

[164]Miyauchi A, Yokozawa T, Kobayashi K, et al. Opposite ansa cervicalis to recurrent laryngeal nerve anastomosis to restore phonation in patients with advanced thyroid cancer[J]. Eur J Surg, 2001, 167（7）：540–541.

[165]Yoshioka K, Miyauchi A, Fukushima M, et al. Surgical Methods and Experiences of Surgeons did not Significantly Affect the Recovery in Phonation Following Reconstruction of the Recurrent Laryngeal Nerve[J]. World J Surg, 2016, 40（12）：2948–2955.

[166]Barczyński M, Randolph GW, Cernea CR, et al. External branch of the superior laryngeal nerve monitoring during thyroid and parathyroid surgery：International Neural Monitoring Study Group standards guideline statement[J]. Laryngoscope, 2013, 123 Suppl 4: S1–14.

[167]Potenza AS, Araujo Filho VJF, Cernea CR. Injury of the external branch of the superior laryngeal nerve in thyroid surgery[J]. Gland Surg, 2017, 6（5）：552–562.

[168]Gavid M, Dubois MD, Larivé E, et al. Superior laryngeal nerve in thyroid surgery：anatomical identification and monitoring[J]. Eur Arch Otorhinolaryngol, 2017, 274（9）：3519–3526.

[169]Cheruiyot I, Kipkorir V, Henry BM, et al. Surgical anatomy of the external branch of the superior laryngeal nerve：a systematic review and meta–analysis[J]. Langenbecks Arch Surg, 2018, 403（7）：811–823.

[170]Folk D, Wahba B, Sasaki CT. Is the External Branch of the Superior Laryngeal Nerve Dispensable in Thyroid Surgery?[J] Thyroid, 2016, 26（1）：169–173.

[171]Aleksova L, Ali MM, Chakarov DI, et al. Identification of the External Branch of the Superior Laryngeal Nerve during Thyroid Surgery[J]. Folia Med（Plovdiv）, 2018, 60（1）：154–157.

[172]黄韬. 全甲状腺切除术中甲状旁腺保护及并发症防治 [J]. 中国实用外科杂志，2012, 32

　　　(5)：359-361.

[173]陈曦，陈海珍. 甲状腺术后甲状旁腺功能减退的药物治疗 [J]. 中国实用外科杂志，
　　　2018, 38（6）：619-624.

[174]Del Rio P, Rossini M, Montana CM, et al. Postoperative hypocalcemia：analysis of factors
　　　influencing early hypocalcemia development following thyroid surgery[J]. BMC Surg, 2019, 18
　　　(Suppl 1)：25.

[175]Sanabria A, Kowalski LP, Tartaglia F. Inferior thyroid artery ligation increases hypocalcemia
　　　after thyroidectomy：A meta-analysis[J]. Laryngoscope, 2018, 128（2）：534-541.

[176]McGoldrick DM, Majeed M, Achakzai AA, et al. Inadvertent parathyroidectomy during thyroid
　　　surgery[J]. Ir J Med Sci, 2017, 186（4）：1019-1022.

[177]Puzziello A, Rosato L, Innaro N, et al. Hypocalcemia following thyroid surgery：incidence and
　　　risk factors. A longitudinal multicenter study comprising 2,631 patients[J]. Endocrine, 2014,
　　　47（2）：537-542.

[178]Ladurner R, Lerchenberger M, Al Arabi N, et al. Parathyroid Autofluorescence-How Does It
　　　Affect Parathyroid and Thyroid Surgery? A 5 Year Experience[J]. Molecules, 2019, 24（14）.
　　　pii: E2560.

[179]Sitges-Serra A, Lorente-Poch L, Sancho J. Parathyroid autotransplantation in thyroid
　　　surgery[J]. Langenbecks Arch Surg, 2018, 403（3）：309-315.

[180]Dedivitis RA, Aires FT, Cernea CR. Hypoparathyroidism after thyroidectomy: prevention,
　　　assessment and management[J]. Curr Opin Otolaryngol Head Neck Surg, 2017, 25（2）：142-
　　　146.

[181]Ponce de León-Ballesteros G, Velázquez-Fernández D, Hernández-Calderón FJ, et al.
　　　Hypoparathyroidism After Total Thyroidectomy：Importance of the Intraoperative Management
　　　of the Parathyroid Glands[J]. World J Surg, 2019, 43（7）：1728-1735.

[182]Polistena A, Vannucci J, Monacelli M, et al. Thoracic duct lesions in thyroid surgery：An
　　　update on diagnosis, treatment and prevention based on a cohort study[J]. Int J Surg, 2016, 28
　　　Suppl 1: S33-S37.

[183]Ikeda Y. Thoracoscopic management of cervical thoracic duct injuries after thyroidectomy with
　　　lymphadenectomy[J]. Asian J Endosc Surg, 2014，7（1）：82-84.

[184]Ríos A, Rodríguez JM, Torregrosa NM, et al. Chyle fistula as complication of thyroid surgery in
　　　malignant pathology[J]. Endocrinol Diabetes Nutr, 66（4）：247-253.

[185]Harlaftis N, Tzinas S, Droulias C, et al. Rare complications of thyroid surgery[J]. Am Surg,
　　　1976, 42（9）：645-647.

[186]Honings J, Stephen AE, Marres HA, et al. The management of thyroid carcinoma invading the
　　　larynx or trachea[J]. Laryngoscope, 2010, 120（4）：682-689.

[187]Sorensen JR. The impact of surgery on quality of life, esophageal motility, and tracheal anatomy

and airflow in patients with benign nodular goiter[J]. Dan Med J，2018, 65（4）. pii: B5472.

[188]Price DL, Wong RJ, Randolph GW. Invasive thyroid cancer：management of the trachea and esophagus[J]. Otolaryngol Clin North Am，2008, 41（6）：1155-1168.

[189]Zannini P, Melloni G. Surgical management of thyroid cancer invading the trachea[J]. Chest Surg Clin N Am，1996, 6（4）：777-790.

[190]Ohba S, Yokoyama J, Fujimaki M, et al. A novel procedure for transtracheal resection for recurrent thyroid cancer involving a trachea and esophagus[J]. World J Surg Oncol，2014，12: 303.

[191]王卓颖. 甲状腺手术中气管、食管损伤预防及处理[J]. 中国实用外科杂志，2012；32（5）：367-369.

[192]Brinch FA, Døssing H, Nguyen N, et al. The Impact of Esophageal Compression on Goiter Symptoms before and after Thyroid Surgery[J]. Eur Thyroid J, 2019, 8（1）：16-23.

[193]Sorensen JR, Markoew S, Døssing H, et al. Changes in Swallowing Symptoms and Esophageal Motility After Thyroid Surgery：A Prospective Cohort Study[J]. World J Surg, 2018, 42（4）：998-1004.

[194]Sorensen JR, Bonnema SJ, Godballe C, et al. The Impact of Goiter and Thyroid Surgery on Goiter Related Esophageal Dysfunction[J]. A Systematic Review. Front Endocrinol（Lausanne），2018, 9: 679.

[195]武晓莉，陈立彬，陈宗安，等. 头颈部肿瘤术后瘢痕的处理[J]. 中国癌症杂志，2017，27（6）：471-475.

[196]Lee K, Ward N, Oremule B, et al. Optimal wound closure techniques for thyroid and parathyroid surgery: A systematic review of cosmetic outcomes[J]. Clin Otolaryngol, 2019, 44（6）：905-913.

[197]Linos D, Economopoulos KP, Kiriakopoulos A, et al. Scar perceptions after thyroid and parathyroid surgery：comparison of minimal and conventional approaches[J]. Surgery, 2013, 153（3）：400-407.

[198]Arora A, Swords C, Garas G, et al. The perception of scar cosmesis following thyroid and parathyroid surgery：A prospective cohort study[J]. Int J Surg, 2016, 25: 38-43.

[199]Kurt Yazar S, Yüce E, Serin M, et al. A New Technique in Management of Depressed Posttracheostomy Scars[J]. Ann Plast Surg, 2018, 81（3）：311-315.

[200]小川令. ケロイド・肥厚性瘢痕の予防と治療[J]. 東京：日本医事新報社，2019.

[201]Jin S, Bao W, Borkhuu O, et al. Clinical Study on the Etiology of Post-thyroidectomy Skin Sinus Formation[J]. Surgery Research and Practice, 2017, 2017: 5283792.

[202]Vesely DL, Angtuaco EJ, Boyd CM.Sinus tract in the neck：a rare complication of subtotal thyroidectomy for Graves' disease[J]. J Med, 1986, 17（3-4）：253-261.

[203]Miyauchi A, Kudo T, Ito Y, et al. Natural history of papillary thyroid microcarcinoma：Kinetic

analyses on tumor volume during active surveillance and before presentation[J]. Surgery, 2019, 165 (1): 25–30.

[204]Ito Y, Miyauchi A, Kihara M, et al. Patient age is significantly related to the progression of papillary microcarcinoma of the thyroid under observation[J]. Thyroid, 2014, 24 (1): 27–34.

[205]Sugitani I, Fujimoto Y, Yamada K. Association between serum thyrotropin concentration and growth of asymptomatic papillary thyroid microcarcinoma[J]. World J Surg, 2014, 38 (3): 673–678.

[206]Sugitani I, Ito Y, Miyauchi A, et al. Active Surveillance Versus Immediate Surgery: Questionnaire Survey on the Current Treatment Strategy for Adult Patients with Low–Risk Papillary Thyroid Microcarcinoma in Japan[J]. Thyroid, 2019, 29 (11): 1563–1571.

[207]Sakai T, Sugitani I, Ebina A, et al. Active Surveillance for $T_1bN_0M_0$ Papillary Thyroid Carcinoma[J]. Thyroid, 2019, 29 (1): 59–63.

[208]乌云图，Borkhuu Oyungerel，塔拉，等. 分化型甲状腺癌颈淋巴结转移影响因素及规律 [J]. 中华临床医生杂志，2015，9 (5)：817–820.

[209]Zhao W, You L, Hou X, et al. The Effect of Prophylactic Central Neck Dissection on Locoregional Recurrence in Papillary Thyroid Cancer After Total Thyroidectomy: A Systematic Review and Meta–Analysis: pCND for the Locoregional Recurrence of Papillary Thyroid Cancer[J]. Ann Surg Oncol, 2017, 24 (8): 2189–2198.

[210]Ma B, Wang Y, Yang S, et al. Predictive factors for central lymph node metastasis in patients with cN0 papillary thyroid carcinoma: A systematic review and meta–analysis[J]. Int J Surg, 2016, 28: 153–161.

[211]金山. 关于分化型甲状腺癌诊治的几点思考 [J]. 中华内分泌外科杂志，2020，14 (1)：5–7.

[212]Sugitani I, Fujimoto Y. Does postoperative thyrotropin suppression therapy truly decrease recurrence in papillary thyroid carcinoma? A randomized controlled trial[J]. J Clin Endocrinol Metab, 2010, 95 (10): 4576–4583.

[213]Wang LY, Smith AW, Palmer FL, et al. Thyrotropin suppression increases the risk of osteoporosis without decreasing recurrence in ATA low– and intermediate–risk patients with differentiated thyroid carcinoma[J]. Thyroid, 2015, 25 (3): 300–307.

[214]Dupuy DE, Monchik JM, Decrea C, et al. Radiofrequency ablation of regional recurrence from well–differentiated thyroid malignancy[J]. Surgery, 2001, 130 (6): 971–977.

[215]Nikiforov YE, Seethala RR, Tallini G, et al. Nomenclature Revision for Encapsulated Follicular Variant of Papillary Thyroid Carcinoma: A Paradigm Shift to Reduce Overtreatment of Indolent Tumors[J]. JAMA Oncol, 2016, 2 (8): 1023–1029.

[216]张强，杨蕴天，张培人，等. 甲状腺功能异常相关认知功能障碍的发病机制 [J]. 神经疾病与精神卫生，2016，16 (4)：471–474.

[217]Jin S, Yang YT, Bao W, et al. Naming difficulties after thyroid stimulating hormone suppression therapy in patients with differentiated thyroid carcinoma: a prospective cohort study[J]. Endocrine, 2019, 65 (2): 327–337.

[218]Liu Y, Jin S, Yang YT, et al. Cognitive dysfunction associated with activation of the mTOR signaling pathway after TSH suppression therapy in rats[J]. Endocr J, 2020, 67 (10): 1063–1070.